통증을 해결하는 하루 5분 셀프 마사지

엉덩이를 주무르기만 해도
통증의 90%는 사라진다

Oshiri wo Momu dakede Itami no 9wari wa Kieru
by Kenichi Udagawa
Copyright © 2016 Kenichi Udagawa
Koreantranslation copyright © 2017 by Booksgo
All rights reserved.
Original Japanese language edition published by Diamond, Inc.
Korean translation rights arranged with Diamond, Inc.
through Japan UNI Agency, Inc., Tokyo and Korea Copyright Center, Inc., Seoul

이 책은 (주)한국저작권센터(KCC)를 통한 저작권자와의 독점계약으로 도서출판 북스고에서 출간되었습니다.
저작권법에 의해 한국 내에서 보호를 받는 저작물이므로 무단전재와 복제를 금합니다.

통증을 해결하는 하루 5분 셀프 마사지
엉덩이를 주무르기만 해도 **통증의 90%**는 사라진다

펴낸날　초판 1쇄 2017년 10월 20일
　　　　　4쇄 2021년 5월 10일

지은이　우다가와 겐이치
옮긴이　최시원

펴낸이　강진수
편집팀　김은숙, 김도연
디자인　임수현

인　쇄　(주)사피엔스컬처

펴낸곳　(주)북스고　**출판등록**　제2017-000136호 2017년 11월 23일
주　소　서울시 중구 서소문로 116 유원빌딩 1511호
전　화　(02) 6403-0042　**팩　스**　(02) 6499-1053

ⓒ 우다가와 겐이치, 2017

• 이 책은 저작권법에 따라 보호를 받는 저작물이므로 무단 전재와 무단 복제를 금지하며,
　이 책 내용의 전부 또는 일부를 이용하려면 반드시 저작권자와 북스고의 서면 동의를 받아야 합니다.
• 책값은 뒤표지에 있습니다. 잘못된 책은 바꾸어 드립니다.

ISBN　979-11-960119-3-2　13590

책 출간을 원하시는 분은 이메일 booksgo@naver.com으로 간략한 개요와 취지, 연락처 등을 보내주세요.
Booksgo는 건강하고 행복한 삶을 위한 가치 있는 콘텐츠를 만듭니다.

통증을 해결하는 하루 5분 셀프 마사지

엉덩이를 주무르기만 해도 통증의 90%는 사라진다

우다가와 겐이치 지음
최시원 옮김

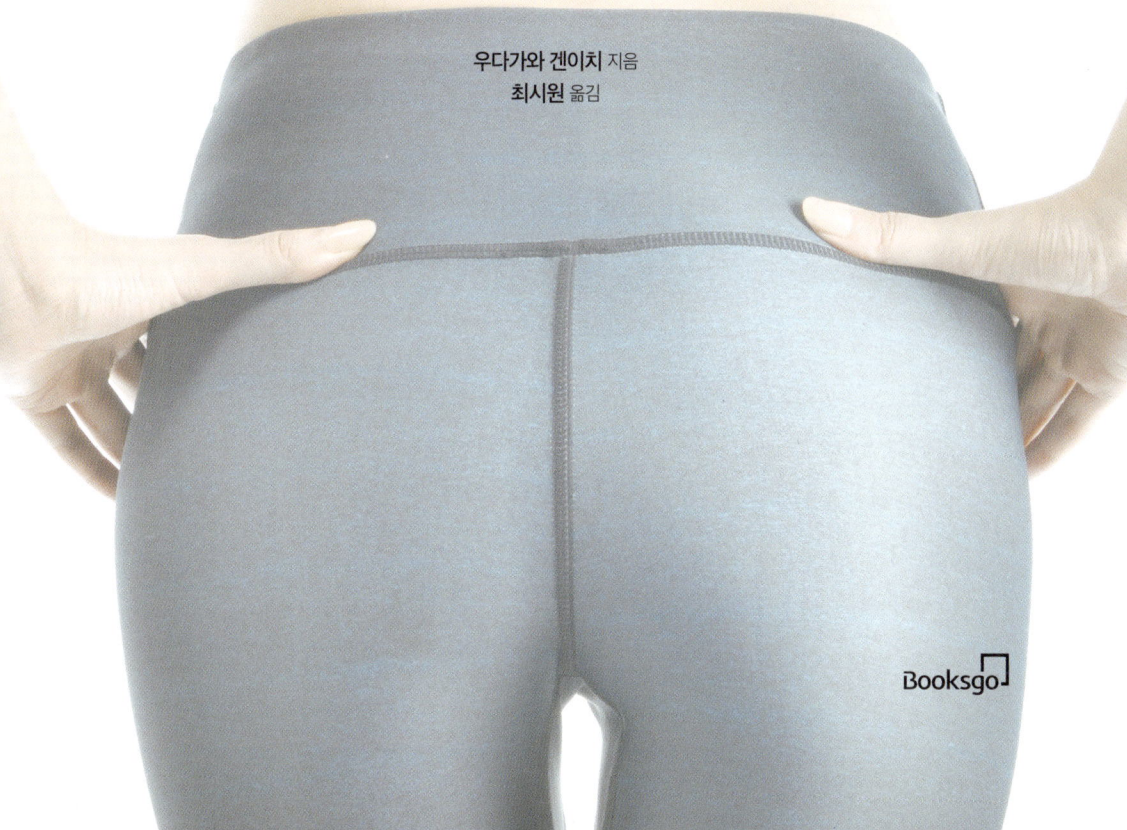

Booksgo

통증, 결림, 저림 등 우리 몸의 문제를 해결하는 열쇠는 '근막'에 있다

통증, 결림, 저림과 같은 여러 증상은 우리 몸속의 근막이라는 조직과 깊은 관계가 있다.

어쩌면 이 '근막'이라는 말이 생소하게 느껴지는 사람도 많을 것이다. 실제로 치료 분야 내에서도 이제껏 근막의 중요한 역할과 기능은 그다지 잘 알려지지 않았다. 그래서 충분히 개선될 수 있는 증상이 좀처럼 나아지지 않았다고도 할 수 있다.

가령 허리가 아플 때 환부에 파스를 붙이거나 전기로 자극하거나 주사를 놓더라도 통증의 원인은 해결되지 않는다.

다양한 치료와 시술을 받아도 증상이 개선되지 않아 고통을 호소하는 사람은 아직도 많다.

이러한 문제를 해결하는 열쇠는 바로 '근막'에 숨어 있다.

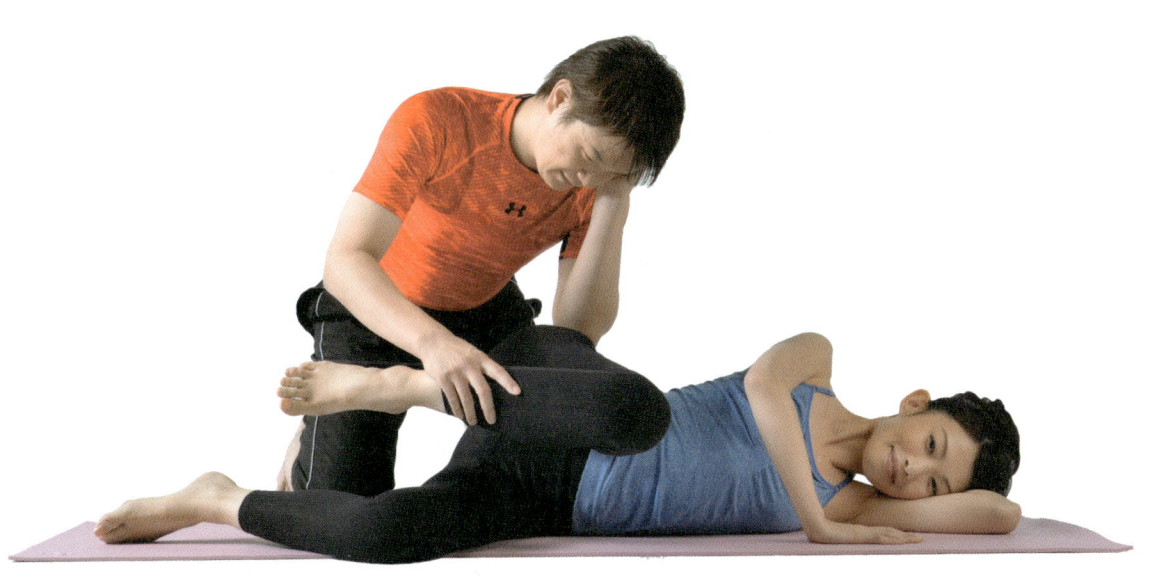

일반적인 '근막 컨디셔닝'은 치료사가 환자에게 직접 시술하지만, 이 책에서는 스스로 실천할 수 있는 '엉덩이 근막 컨디셔닝' 방법을 소개한다.

'근막'은
어떤 역할과 기능을 할까

'근막'이란 인간의 몸속에 있는 콜라겐 섬유(교원 섬유)의 얇은 막을 가리킨다. 근막은 우리 몸의 머리끝부터 발끝까지 거의 온몸에 망의 그물코처럼 이어져 있어 다양한 역할과 기능을 수행하고 있다. 실제로 우리 몸은 근막의 장력(끌어당기는 힘)으로 유지된다.

근막의 주요 역할에는 다음과 같이 세 가지가 있다.

❶ 몸을 지지하는 역할
❷ 몸의 형태를 만드는 역할
❸ 몸을 연결하는 역할
(자세한 내용은 본문 72쪽을 참조)

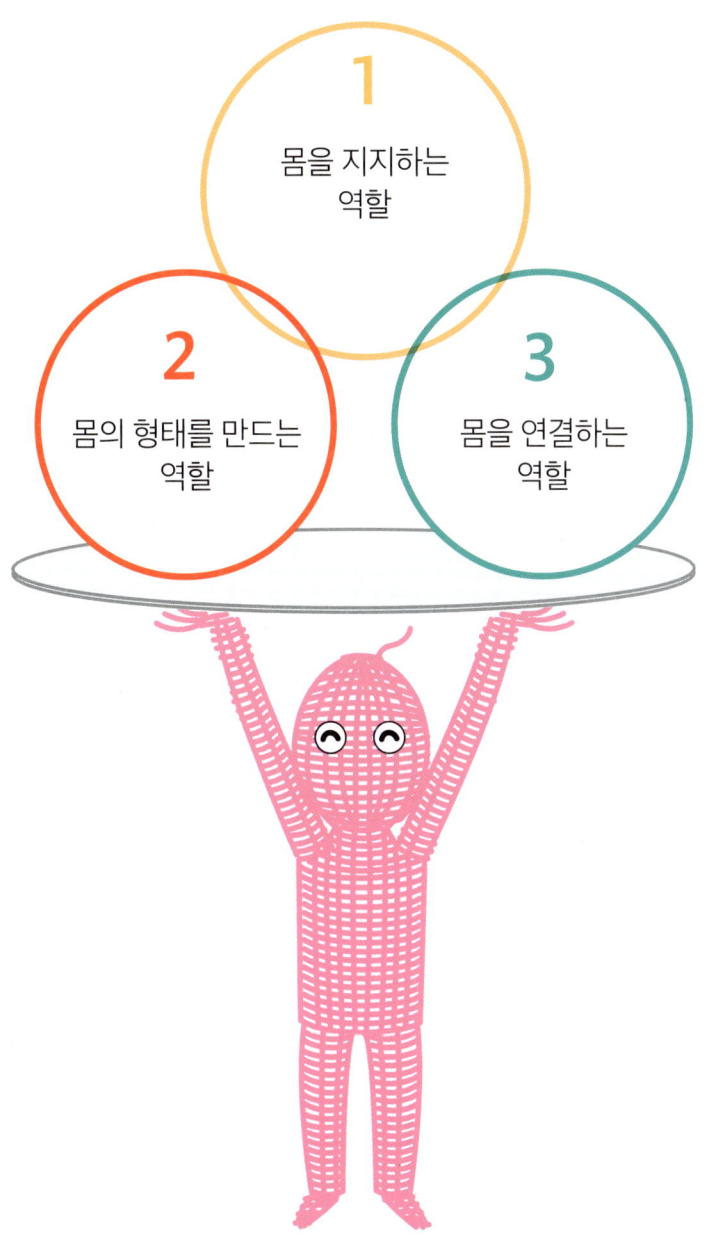

'엉덩이 근막의 변형'이
몸에 다양한 문제를 일으킨다

    오랜 시간 같은 자세를 유지하거나 몸을 지나치게 혹사하거나 운동 부족 등으로 몸에 부담이 가해지면 근막이 달라붙거나 줄어들고 딱딱해진다.

    결국 근막의 세 가지 역할과 기능에 이상이 생기면서 몸에 변형, 통증, 결림, 저림과 같은 증상이 나타난다.

    전신에 있는 근막 중에서도 특히 '엉덩이 근막'은 앉아서 하는 일, 서서 하는 일, 스포츠 등 일상생활에서 자신도 모르는 사이에 조금씩 부담이 더해진다.

    바로 이것이 요통, 무릎 통증, 냉증, 부종 등 전신에 여러 증상을 유발하는 요인이다.

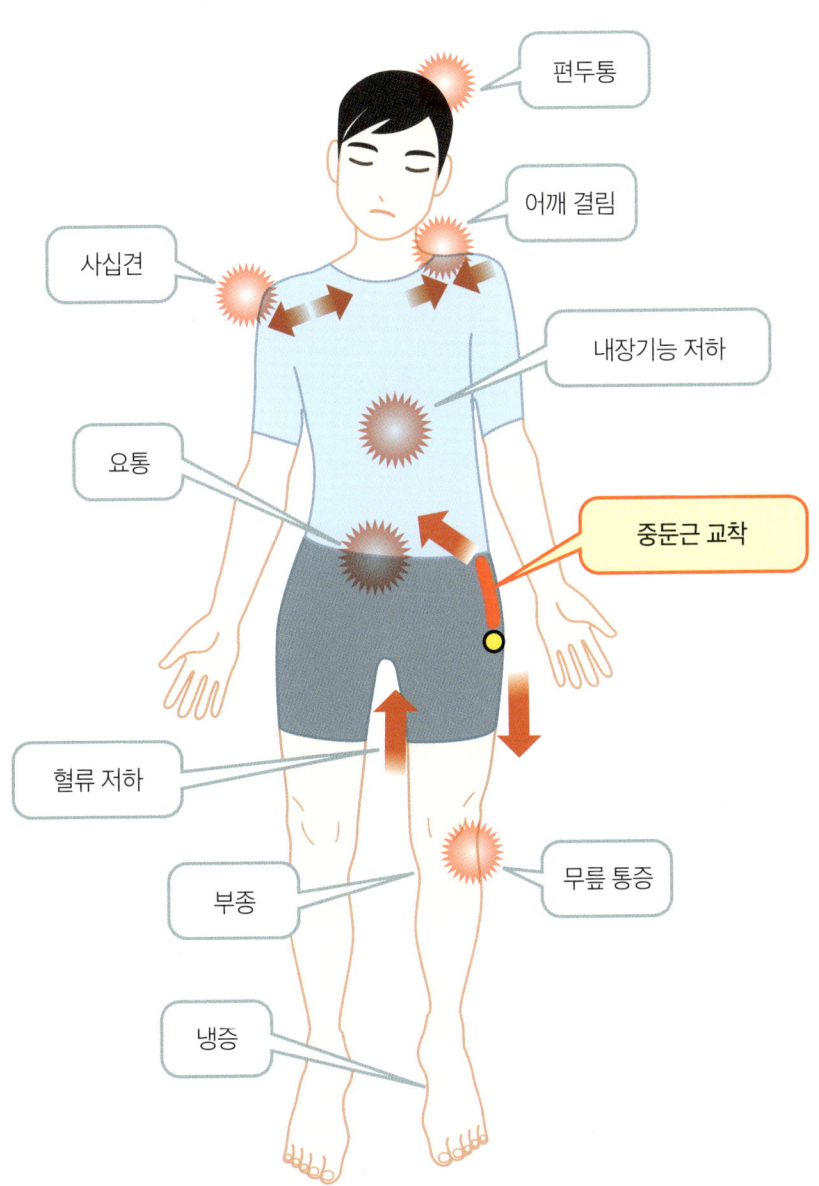

'엉덩이 근막 컨디셔닝'이 몸을 변화시킨다

'근막 컨디셔닝'으로 근막의 균형이 잡히고 몸이 가진 원래의 구조를 회복하면 여러 증상이 개선된다.

요통, 무릎 통증, 냉증, 부종, 어깨 결림으로 고통을 호소하던 많은 환자가 근막 컨디셔닝 마사지 시술을 받고 단시간에 증상이 해소되어 만족감을 얻고 있다. 전신에 있는 근막 중에서도 특히 중요한 부위는 엉덩이다.

이 책에서 소개하는 하루 5분 '엉덩이 근막 컨디셔닝'을 실천하면 지금까지와는 다른 몸의 변화를 느낄 것이다. 통증이나 결림에서 벗어나 하루하루 밝고 활기차게 지낼 수 있다.

이제 '엉덩이 근막 컨디셔닝'으로 우리 몸에 최상의 컨디션을 되찾자!

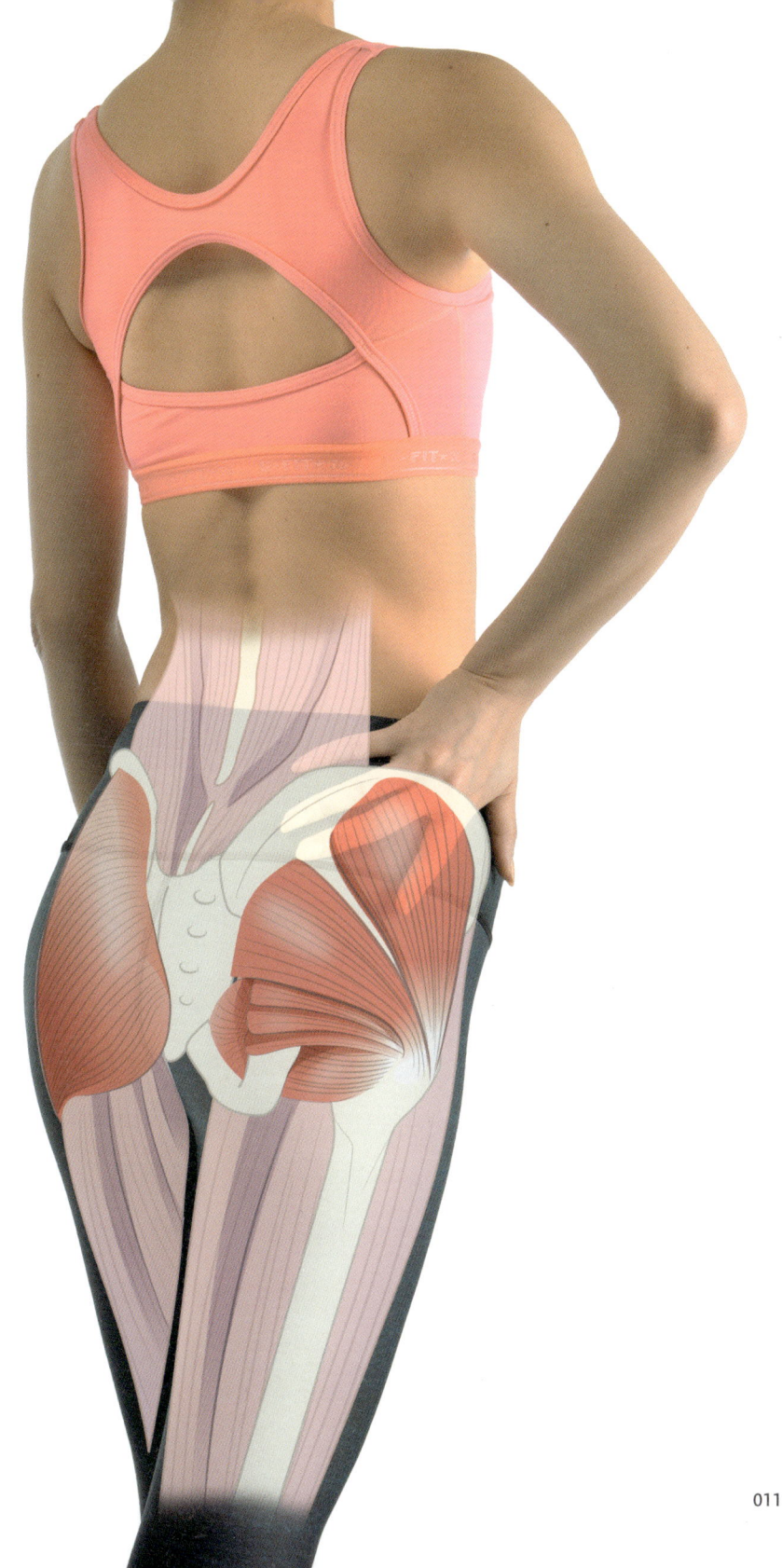

시작하는 글

당신의 엉덩이는 딱딱하게 굳어있다

탄력 있고 부드러운 아기 엉덩이. 누구나 그런 엉덩이를 갖고 태어난다.

그러다 상체를 일으켜 두 발로 걷기 시작하고 지구의 중력과 균형을 맞춰가며 살아가게 된다.

상체를 지지하고 하체와 균형을 맞추는 중요한 역할을 하는 신체 부위는 바로 '엉덩이'다. 그래서 엉덩이에는 항상 부담이 생긴다.

그리고 수십 년의 세월이 흐르는 동안 엉덩이는 점점 더 굳어 간다.

엉덩이는 감각이 둔한 신체 부위라서 굳어있다는 사실조차 모르는 경우가 많다. 오히려 지방이 많아 부드럽다고 느끼기 쉽다.

하지만 여러분의 엉덩이는 딱딱하게 굳어있다.

굳어진 엉덩이는 저절로 풀어지지 않기 때문에 점점 더 딱딱해진다. 이

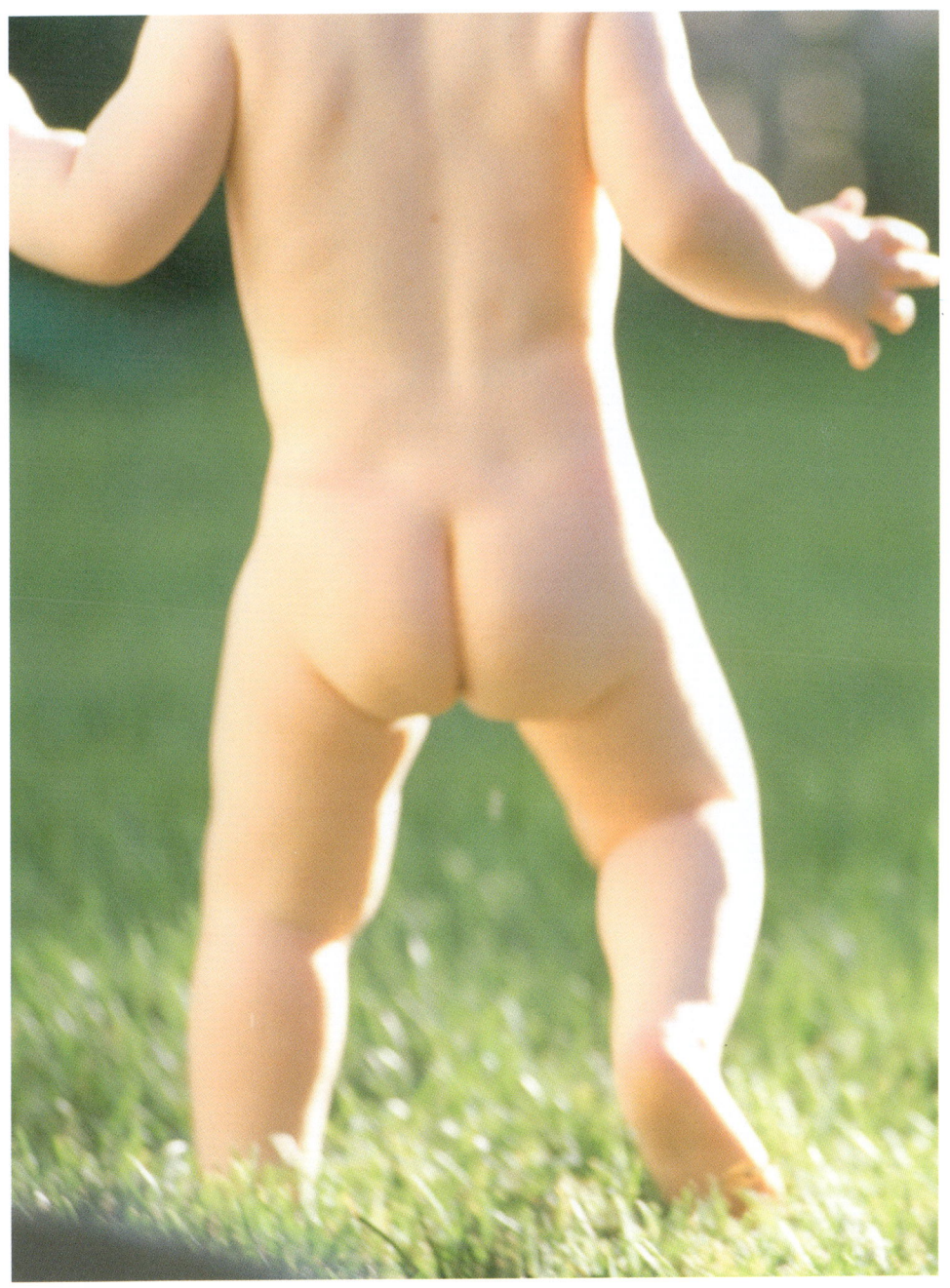

것이 몸의 기능을 저하하는 원인으로 작용한다.

요통, 무릎 통증, 냉증, 부종, 어깨 결림과 같이 좀처럼 나아지지 않는 증상의 원인은 '엉덩이'에 있다.

필자는 13년 전부터 근막을 집중적으로 시술해 왔다.
이제껏 연간 1,200명의 환자가 치료원을 다녀갔다. 온갖 치료를 다 받아 봤지만 좀처럼 증상이 개선되지 않아 고통을 호소하던 많은 환자의 증상이 해소되었다.

그토록 쉽게 나아지지 않던 증상이 과연 어떻게 해소된 걸까?

그것은 바로 통증이 나타난 곳이 아니라 통증을 유발한 원인을 찾는 데 집중했기 때문이다. 실제로 요통, 무릎 통증, 냉증, 부종, 어깨 결림과 같은 여러 증상의 원인은 자신도 모르게 굳어진 엉덩이 근막에 있다.

근막이라는 말을 처음 알게 된 사람도 있을 것이다.
이 책에서는 근막이 무엇인지, 근막이 몸에서 얼마나 중요한 역할을 하는지 알기 쉽게 설명하고자 한다.
근막이 어떤 것인지 알고 나면 지금까지 갖고 있던 상식에 대한 오해가 풀리고 통증이나 문제의 진짜 원인을 이해할 수 있게 된다. 그것만으로도 지금 걱정하고 있는 증상에 대한 불안감이 가라앉을 것이다.

머리끝부터 발끝까지 이어져 있는 근막 중에서도 엉덩이 근막은 전신에 큰 영향을 미치는 중요한 부위다.

엉덩이 근막은 우리 몸의 중요한 토대가 되는 골반을 지지하고 있다. 그래서 엉덩이 근막이 굳어지면 몸 전체가 틀어지는 변형이 일어나거나 몸의 여기저기에 문제가 발생하는 등 여러 증상이 일어난다.

이처럼 엉덩이 근막이 우리 몸에 어떤 영향을 미치는지 앞으로 자세히 설명하겠다.

지금까지 엉덩이를 집중적으로 치료하는 시술을 경험해 본 사람은 거의 없을 것이다. 그래서 증상이 개선되지 않았다고도 할 수 있다.

엉덩이 근막을 부드럽게 풀어주기만 해도 많은 증상이 개선된다. 여러분이 이 책에서 '엉덩이'와 '근막'의 비밀을 확인하고, 통증과 문제를 해결하는 올바른 방법을 배우기를 바란다.

2016년 9월

우다가와 겐이치

Contents

통증, 결림, 저림 등 우리 몸의 문제를 해결하는 열쇠는 '근막'에 있다 ____ 004

'근막'은 어떤 역할과 기능을 할까 ____ 006

'엉덩이 근막의 변형'이 몸에 다양한 문제를 일으킨다 ____ 008

'엉덩이 근막 컨디셔닝'이 몸을 변화시킨다 ____ 010

시작하는 글_ 당신의 엉덩이는 딱딱하게 굳어있다 ____ 012

PART 1   엉덩이를 주무르면 건강해진다

STEP 1   엉덩이 마사지로 건강해지자 ____ 022

STEP 2   엉덩이 옆으로 밀기 ____ 024
　　　① 서서 하기 ____ 024
　　　② 앉아서 하기 ____ 030
　　　③ 누워서 하기 ____ 033

STEP 3   엉덩이 릴랙스하기 ____ 036
　　　① 하늘 보고 4자 다리 만들기 ____ 036
　　　② 다리 꼬고 옆으로 비틀기 ____ 038

STEP 4   마사지 볼로 엉덩이 풀어주기 ____ 040

STEP 5   엉덩이 들어올리기 ____ 042

Column ❶ 나는 어떤 타입일까 ____ 044

STEP 6   골반의 틀어짐을 확인하자 ____ 045

근막 컨디셔닝 체험 후기 ①
근막 컨디셔닝으로 무릎 통증이 사라졌다 ____ 052

PART 2 근막을 바로잡으면 문제가 해결된다

- 01 좀처럼 나아지지 않는 증상으로 고민하고 있는가 ___ 056
- 02 아픈 부위만 치료하기 때문에 나아지지 않는다 ___ 058
- 03 의학의 역사에서 오래도록 간과되어 온 것 ___ 061
- 04 통증의 원인은 근막에 숨어 있다 ___ 064
- 05 수십 년 동안 숨어 있던 통증의 원인 ___ 068
- 06 근막의 역할 ❶ 몸을 지지한다 ___ 072
- 07 근막의 역할 ❷ 몸의 형태를 만든다 ___ 076
- 08 근막의 역할 ❸ 몸을 연결한다 ___ 079
- 09 엉덩이에는 수많은 통증의 원인이 숨어 있다 ___ 082

Column ❷ 오감을 발달시켜라 ___ 085

근막 컨디셔닝 체험 후기 ②
골프 때문에 생긴 요통이 말끔히 해소되었다 ___ 086

PART 3 엉덩이에 대해 얼마나 알고 있는가

- 01 당신의 엉덩이는 굳어있다 ___ 090
- 02 감각이 둔해서 모르고 지나친다 ___ 093
- 03 우리 몸의 엉덩이는 9개? ___ 096
- 04 엉덩이가 골반을 지지한다 ___ 103
- 05 골반은 내장을 받치는 그릇 ___ 107
- 06 오랜 시간 앉아 일하면서 딱딱해진 엉덩이 ___ 112
- 07 처지는 엉덩이, 처지지 않는 엉덩이 ___ 117

Column ③ 골반 중심 트레이닝 ___ 121

근막 컨디셔닝 체험 후기 ③
마사지를 받고 나면 몸이 편해지고 다리의 움직임이 완전히 달라진다 ___ 122

PART 4 엉덩이에 숨어 있는 원인을 해결하면 증상이 완화된다

- 01 엉덩이 마사지의 직접적인 효과와 간접적인 효과 ___ 126
- 02 요통은 왜 생길까 ___ 128
- 03 요통 ___ 133
- 04 무릎 통증 ___ 136
- 05 냉증, 부종 ___ 143
- 06 생리통, 생리불순, 남성과 여성의 불임증 ___ 145
- 07 어깨 결림, 편두통, 위장 기능 저하 ___ 147
- 08 의외의 효과 ❶ 스포츠 퍼포먼스가 향상된다 ___ 150
- 09 의외의 효과 ❷ 정신건강을 돕는다 ___ 151

Column ❹ 셜록 홈스도 근막에 대해 알고 있었다? ___ 155

근막 컨디셔닝 체험 후기 ④
30년간 시달리던 어깨 결림이 사라졌다 ___ 156

마치는 글_ 근막을 바로잡으면 삶의 질이 높아진다 ___ 158

※ 종양, 내장질환, 감염증, 골절, 척추신경 장애 등으로 유발되는 통증에는 주의가 필요하다. 이러한 질병은 근막의 교착을 개선해도 완치될 수 없다. 치료시기를 놓치지 않는 것이 중요하므로 먼저 병원에서 진찰을 받도록 한다.

PART 1

엉덩이를
주무르면
건강해진다

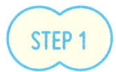

엉덩이 마사지로 건강해지자

'엉덩이를 주무르면 여러 통증이 개선된다'는 말을 믿지 못하는 사람도 많다. 하지만 필자는 13년간 통증으로 고생하면서도 증상이 나아지지 않아 고민하던 많은 환자를 엉덩이 근막 컨디셔닝으로 치료해 왔다. 이미 증상이 해소된 환자도 몸 상태를 유지하기 위해 정기적으로 근막 컨디셔닝 관리를 받고 있다.

자세한 설명은 뒤에서 다루기로 하고 지금부터는 곧바로 실천할 수 있는 '하루 5분 엉덩이 셀프 근막 컨디셔닝' 방법을 소개하고자 한다.

하루 5분의 습관으로 가볍고 활기찬 몸을 되찾을 수 있다.

먼저 두 가지 키워드를 기억하기 바란다. 하나는 우리 몸 전체를 감싸고 지지하는 '근막'. 또 다른 하나는 엉덩이 옆에 있는 근육인 '중둔근'이다. 사실 이 두 가지에는 몸의 통증이나 문제를 일으키는 원인이 숨어 있다.

전신에 있는 근막 중에서도 중둔근 근막은 골반 좌우 양쪽에 붙어 몸 전체를 지지한다. 그래서 항상 긴장감이 심해지고 쉽게 딱딱해진다. 이완시킬 기회가 없어 자신도 모르는 사이에 달라붙고 딱딱해지는 교착이 계속된다. 이 중둔근 근막이 교착되면 지지하고 있던 골반이 틀어지고 전신에 여러 증상이 나타난다.

중둔근 근막의 교착은 엉덩이 마사지로 해결할 수 있다. 더 나아가 틀어진 골반이 교정되고 몸의 균형이 잡히면서 여러 증상이 개선된다.

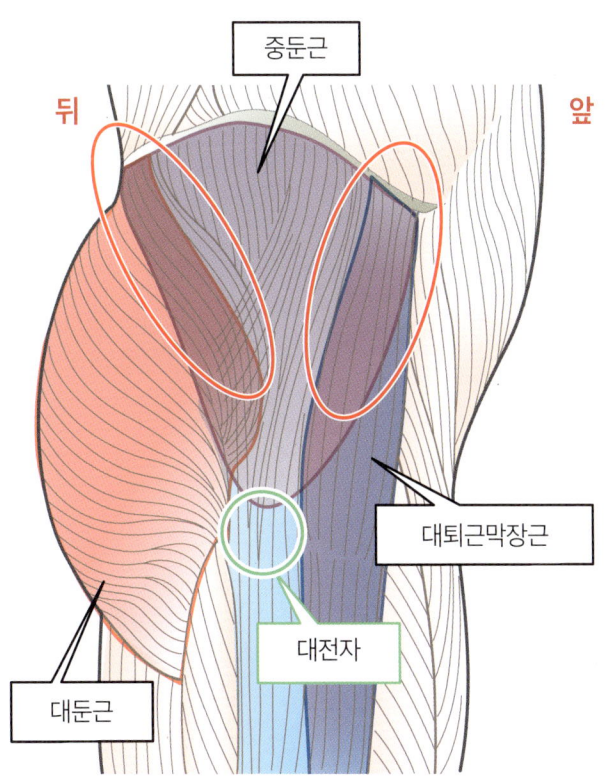

STEP 2

엉덩이 옆으로 밀기

❶ 서서 하기

중둔근 근막의 교착을 부드럽게 풀기 위해 하루 5분씩 언제 어디서나 실천할 수 있는 간단한 스트레칭 동작부터 소개하겠다.
일상생활은 물론 스포츠나 댄스를 할 때도 중둔근을 늘리는 동작은 찾아보기 힘들다. 게다가 중둔근은 늘리기 어려운 부위기도 하다. 의식적으로 스트레칭을 하면서 중둔근이 굳어지지 않도록 풀어주는 것이 중요하다.

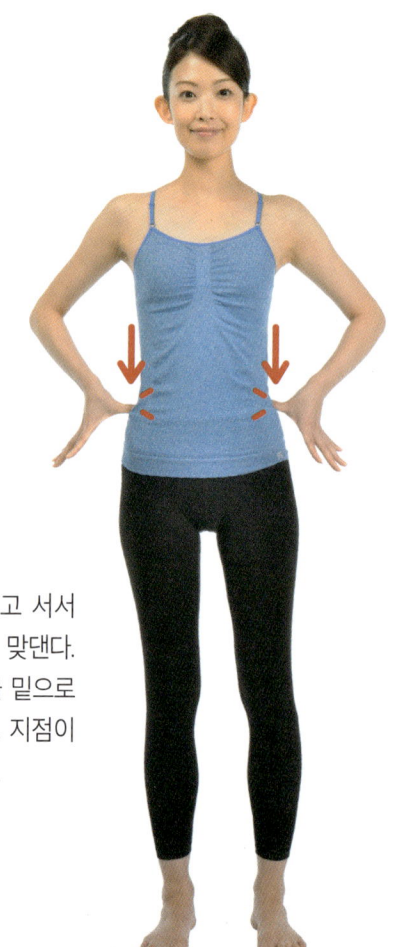

1. 발을 골반 너비로 벌리고 서서 첫째 손가락을 옆구리에 맞댄다. 옆구리를 따라 손가락을 밑으로 내리면 뼈에 닿는데, 그 지점이 골반의 가장 윗부분이다.

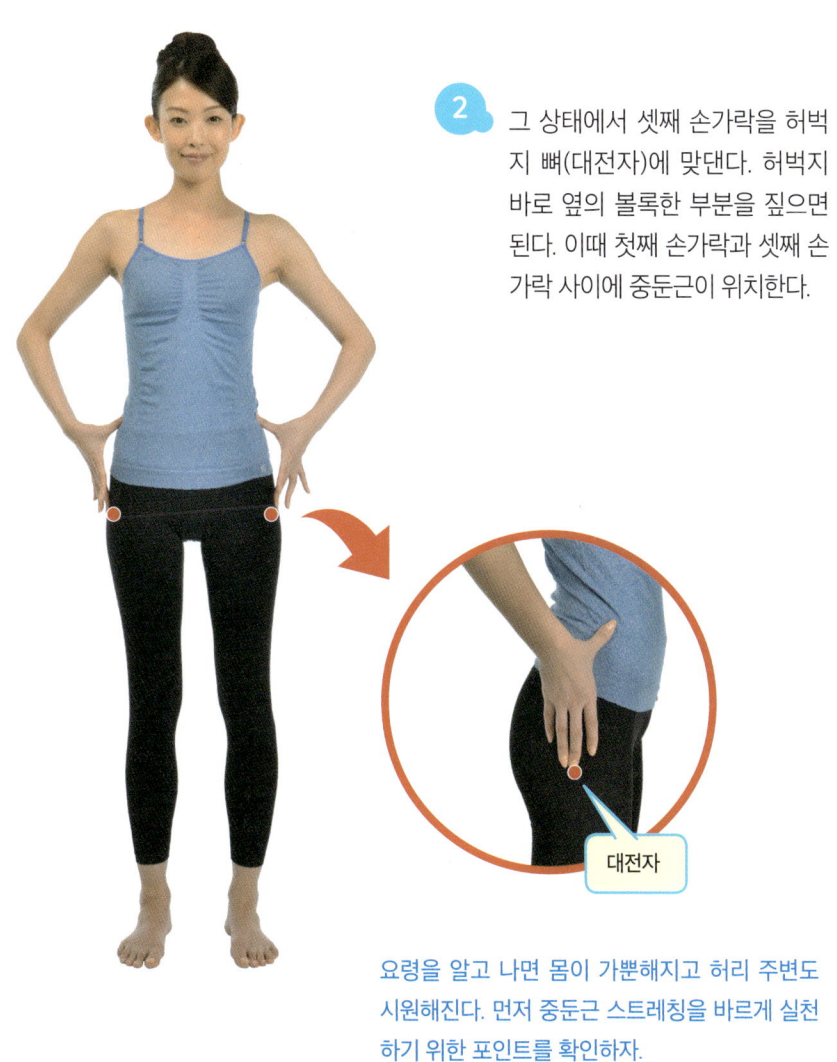

② 그 상태에서 셋째 손가락을 허벅지 뼈(대전자)에 맞댄다. 허벅지 바로 옆의 볼록한 부분을 짚으면 된다. 이때 첫째 손가락과 셋째 손가락 사이에 중둔근이 위치한다.

대전자

요령을 알고 나면 몸이 가뿐해지고 허리 주변도 시원해진다. 먼저 중둔근 스트레칭을 바르게 실천하기 위한 포인트를 확인하자.

STEP 2

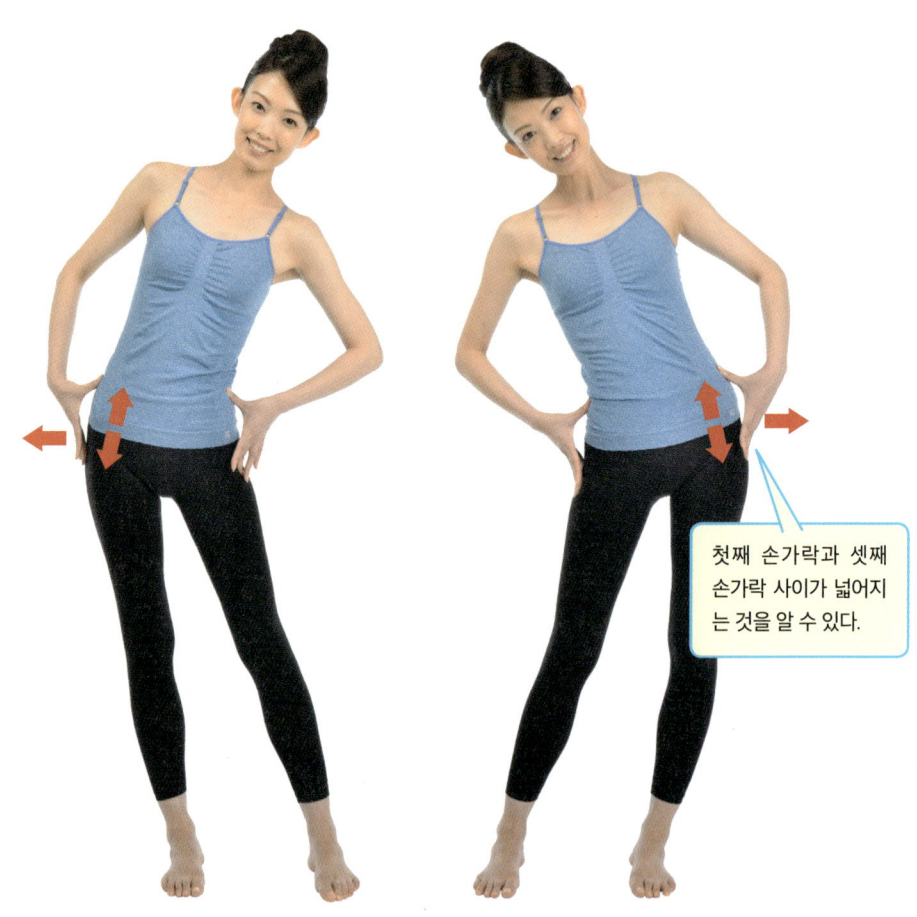

첫째 손가락과 셋째 손가락 사이가 넓어지는 것을 알 수 있다.

3 골반을 좌우로 미끄러지듯 움직인다. 이때 첫째 손가락과 셋째 손가락 사이의 간격이 넓어지는 느낌을 기억한다. 이 감각이 매우 중요하다. 셋째 손가락과 맞닿아 있는 대전자가 돌출되는 것을 느껴 보자. 또 왼쪽과 오른쪽 중 어느 쪽이 더 움직이기 쉬운 지 느껴 보자.

엉덩이 옆으로 밀기

지금부터는 중둔근 스트레칭 '엉덩이 옆으로 밀기' 동작을 살펴보자. 왼쪽 중둔근을 늘리는 경우를 예로 들어 설명하겠다.

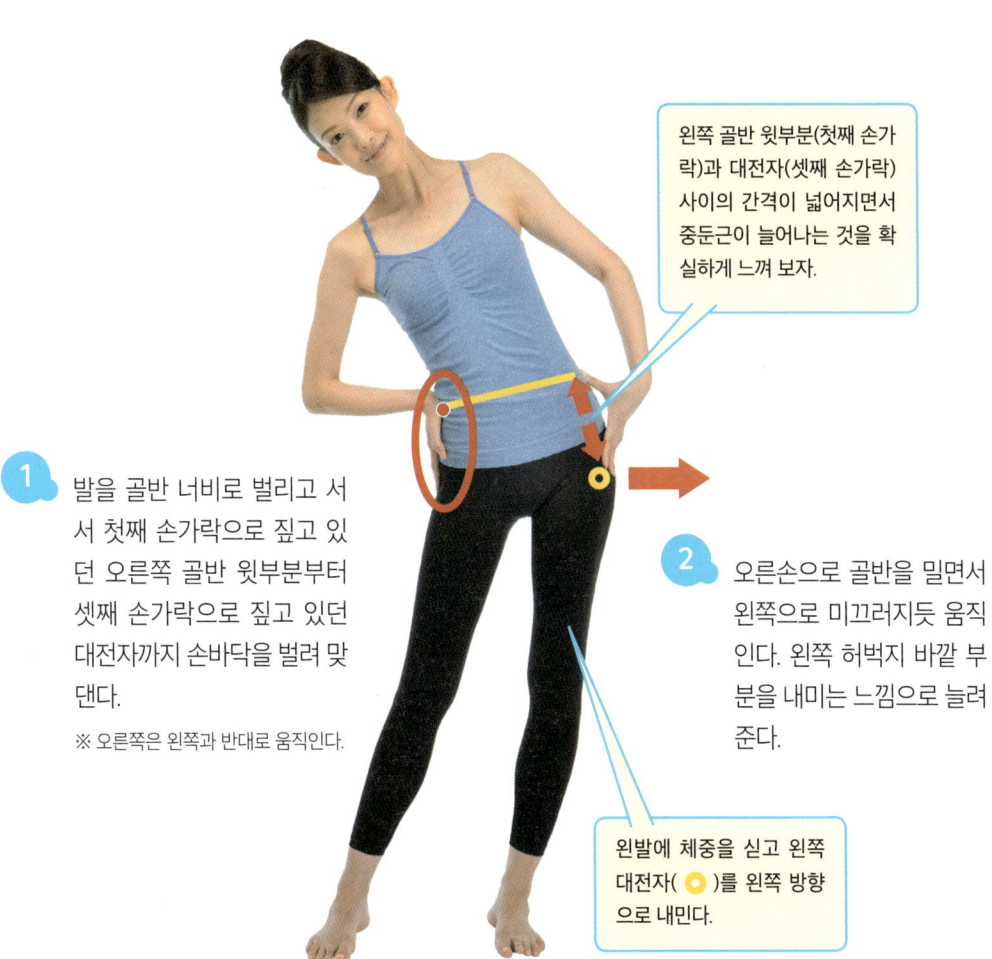

왼쪽 골반 윗부분(첫째 손가락)과 대전자(셋째 손가락) 사이의 간격이 넓어지면서 중둔근이 늘어나는 것을 확실하게 느껴 보자.

1 발을 골반 너비로 벌리고 서서 첫째 손가락으로 짚고 있던 오른쪽 골반 윗부분부터 셋째 손가락으로 짚고 있던 대전자까지 손바닥을 벌려 맞댄다.

※ 오른쪽은 왼쪽과 반대로 움직인다.

2 오른손으로 골반을 밀면서 왼쪽으로 미끄러지듯 움직인다. 왼쪽 허벅지 바깥 부분을 내미는 느낌으로 늘려 준다.

왼발에 체중을 싣고 왼쪽 대전자(◯)를 왼쪽 방향으로 내민다.

STEP 2

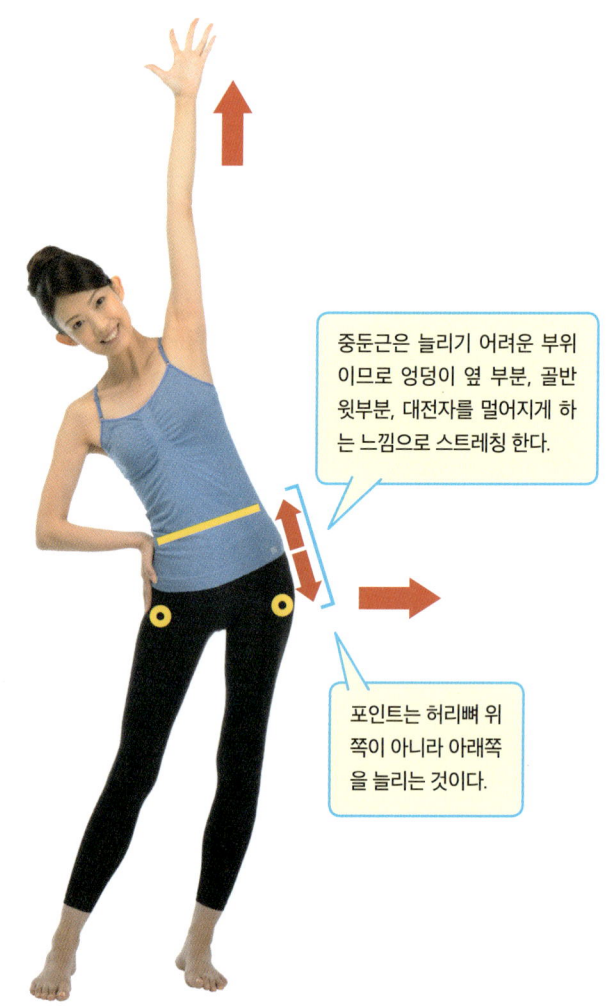

중둔근은 늘리기 어려운 부위이므로 엉덩이 옆 부분, 골반 윗부분, 대전자를 멀어지게 하는 느낌으로 스트레칭 한다.

포인트는 허리뼈 위쪽이 아니라 아래쪽을 늘리는 것이다.

3 다음으로 시원하게 기지개를 켜듯 왼손을 위로 쭉 뻗는다. 왼팔을 늘리면 중둔근 근막이 더 늘어나는 느낌이 든다. 또 근막이 연결되어 있는 감각까지 함께 느낄 수 있다. 상체의 겨드랑이는 물론 허리뼈 아래쪽부터 허벅지까지 한 번에 늘어나는 것을 의식한다.

엉덩이 옆으로 밀기

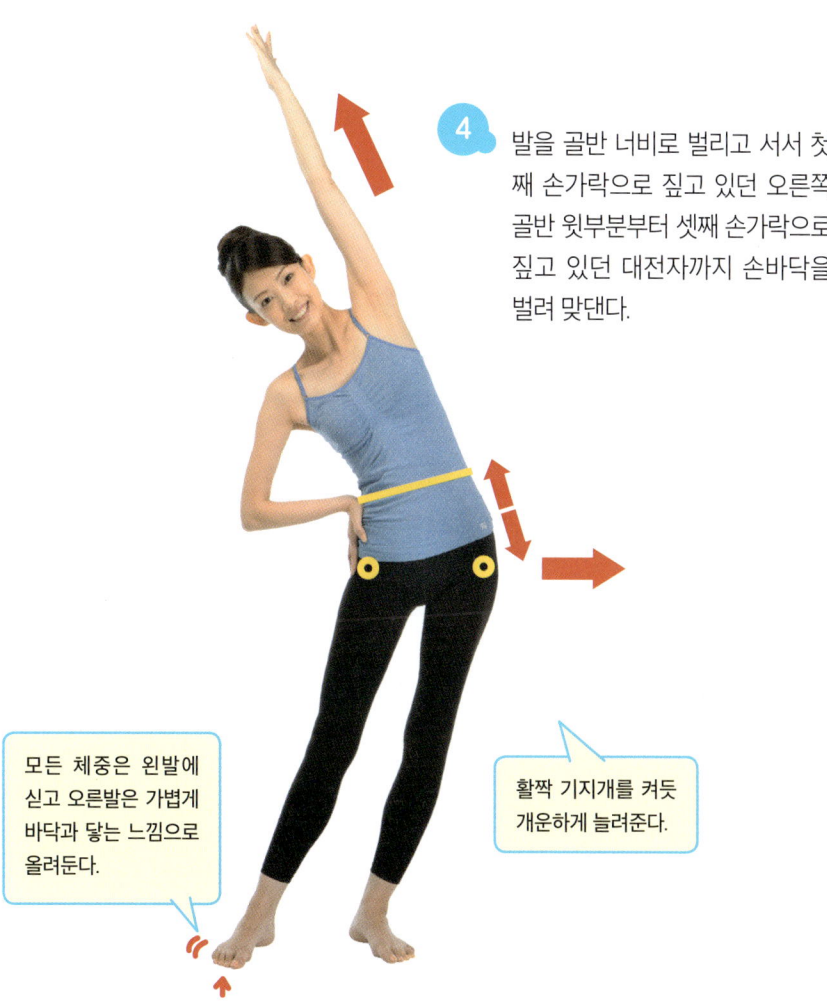

4 발을 골반 너비로 벌리고 서서 첫째 손가락으로 짚고 있던 오른쪽 골반 윗부분부터 셋째 손가락으로 짚고 있던 대전자까지 손바닥을 벌려 맞댄다.

모든 체중은 왼발에 싣고 오른발은 가볍게 바닥과 닿는 느낌으로 올려둔다.

활짝 기지개를 켜듯 개운하게 늘려준다.

5 시원하게 몸을 늘린 뒤 천천히 원래대로 돌아온다.

※ 오른쪽도 왼쪽과 함께 늘려준다. 좌우 같은 감각으로 할 수 있게 되면 몸의 균형이 잡힌다. 딱딱한 쪽을 더 많이 해 주면 좋다.

❗ 만일 허리가 불편하다면 ❷나 ❸까지만 따라 한 뒤 느낌이 어떤지 살펴보자. 몸의 감각을 충분히 익히면서 5~10초 정도로 천천히 개운하게 늘려준다.

STEP 2

❷ 앉아서 하기

앉아서 하는 동작은 오랜 시간 앉아 일하는 사이에 틈틈이 실천할 수 있다. 만일 허리가 불편하거나 고령으로 다리의 힘이 약해져 균형을 잡기 어렵다면 앉아서 하는 동작이 더 실천하기 쉽다. 요령은 서서 하는 동작과 같다.

※ 왼쪽 중둔근을 늘리는 경우를 예로 들어 설명한다.

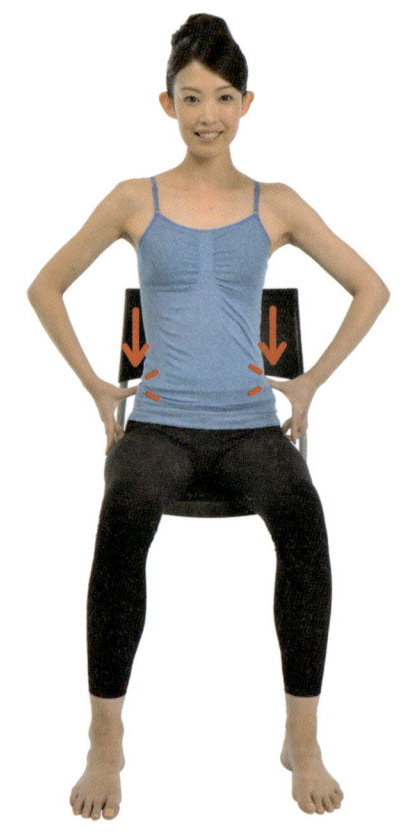

1 자세를 의식하기 쉽도록 골반 윗부분에 첫째 손가락, 대전자에 셋째 손가락을 맞댄다.

엉덩이 옆으로 밀기

2 오른손을 왼쪽 허벅지 바깥쪽에 대고 상체를 왼쪽으로 비튼 다음 살며시 오른쪽으로 기울인다. 이때 왼쪽 첫째 손가락과 셋째 손가락 사이 간격이 조금 넓어지는 감각을 느낀다.

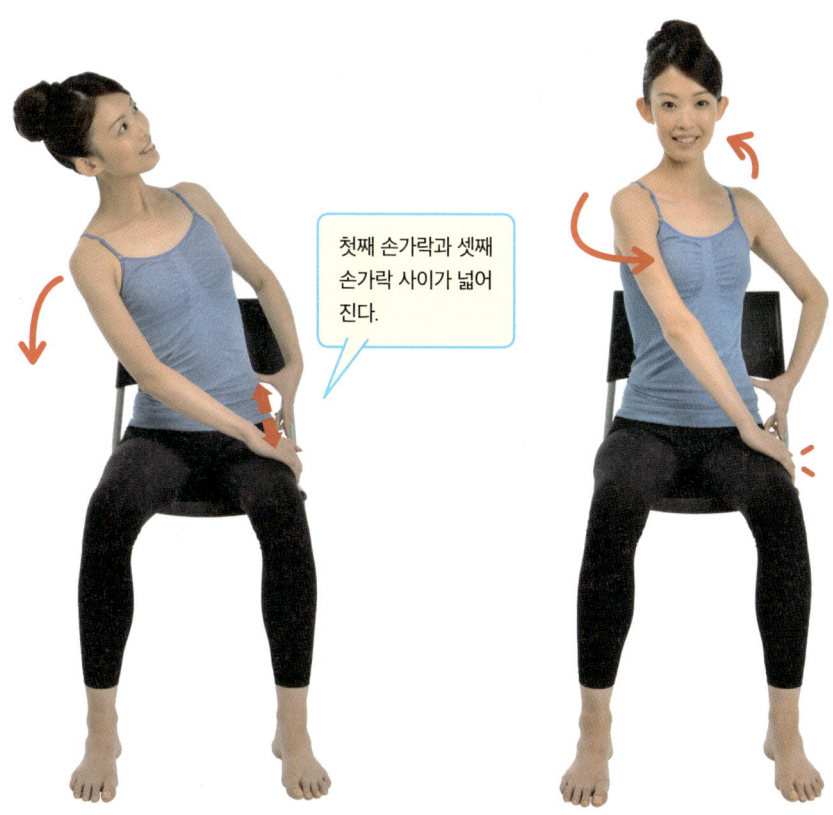

첫째 손가락과 셋째 손가락 사이가 넓어진다.

STEP 2

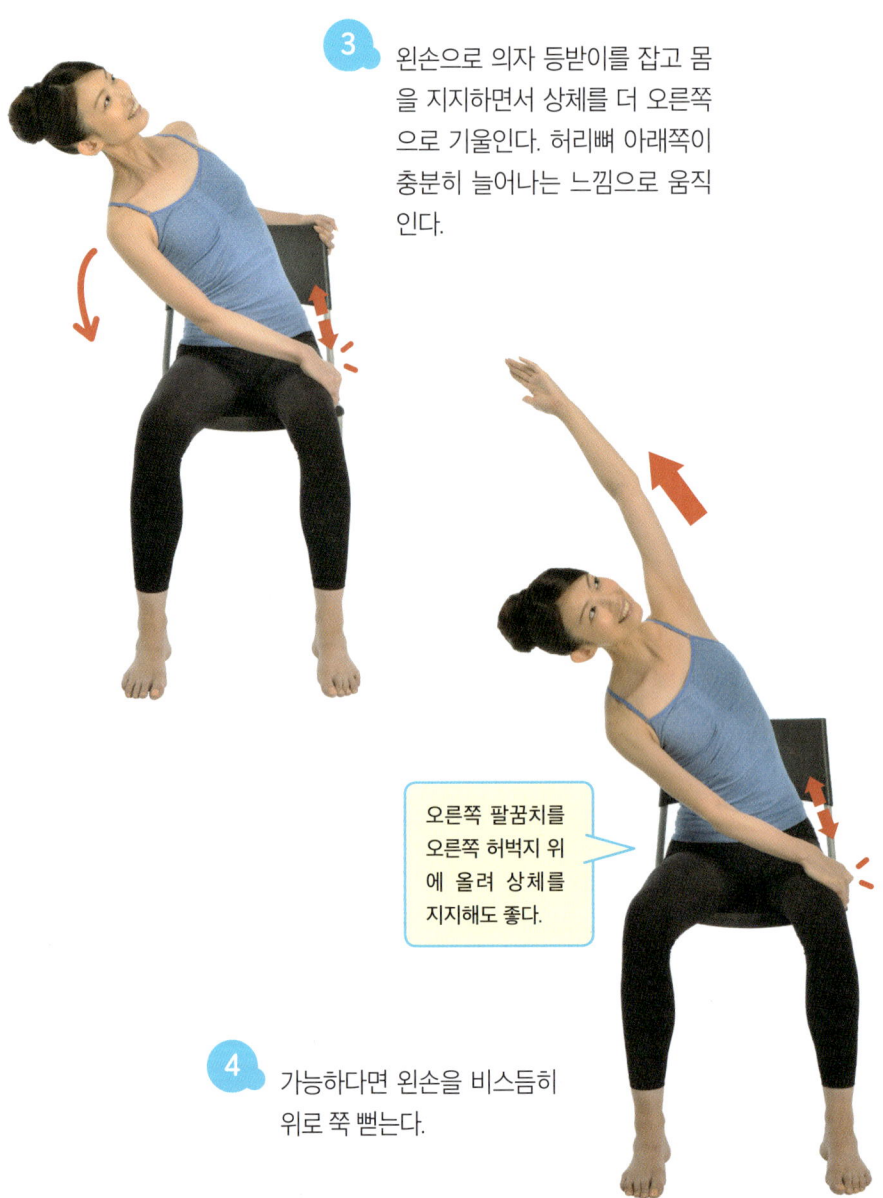

③ 왼손으로 의자 등받이를 잡고 몸을 지지하면서 상체를 더 오른쪽으로 기울인다. 허리뼈 아래쪽이 충분히 늘어나는 느낌으로 움직인다.

오른쪽 팔꿈치를 오른쪽 허벅지 위에 올려 상체를 지지해도 좋다.

④ 가능하다면 왼손을 비스듬히 위로 쭉 뻗는다.

※ 오른쪽도 왼쪽과 함께 늘려준다. 좌우 같은 감각으로 할 수 있게 되면 몸의 균형이 잡힌다. 딱딱한 쪽을 더 많이 해 주면 좋다.

엉덩이 옆으로 밀기

❸ 누워서 하기

누워서 하는 동작은 자기 전이나 아침에 일어날 때, 집에서 편하게 쉬면서 실천할 수 있다. 또 고령자도 쉽게 따라 할 수 있다. 몸이 심한 긴장으로 굳어지면 불면증에 걸리기 쉽다. 엉덩이 옆으로 밀기 동작이나 뒤에서 소개하는 엉덩이 릴랙스하기 동작을 실천하면 긴장감이 점차 완화된다. 꼭 실천해 보자.

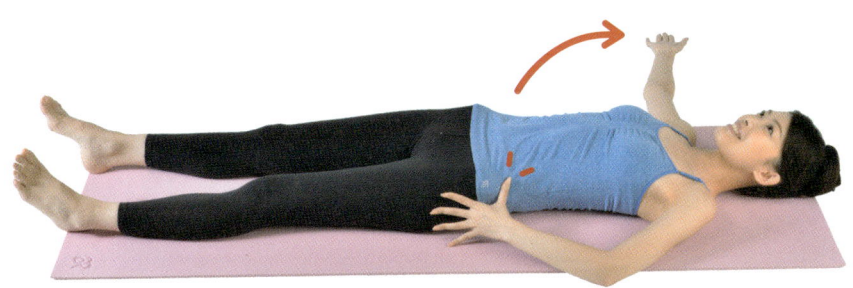

1 하늘을 보고 누워 오른손은 옆으로 뻗고 왼손은 중둔근을 의식하기 쉽도록 골반 윗부분에 첫째 손가락, 대전자에 셋째 손가락을 맞댄다.

※ 왼쪽 중둔근을 늘리는 경우를 예로 들어 설명한다.

STEP 2

2 오른발을 바깥쪽으로 넓게 벌린다.

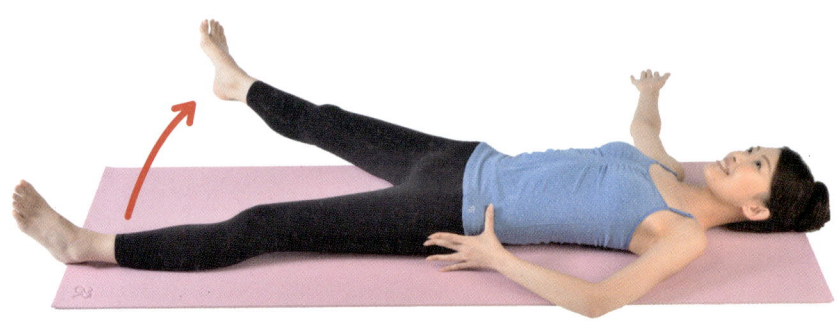

3 바깥쪽으로 이동한 오른발에 왼발을 나란히 붙인다.

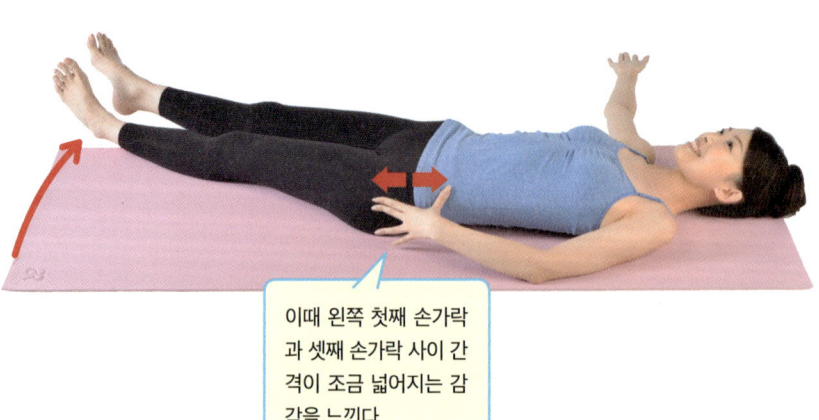

이때 왼쪽 첫째 손가락과 셋째 손가락 사이 간격이 조금 넓어지는 감각을 느낀다.

엉덩이 옆으로 밀기

4 오른 무릎을 세우고 왼발을 오른쪽으로 더 움직인다. 왼팔을 머리 위로 올려 겨드랑이를 늘리면 상체의 왼쪽 옆구리와 연결된 중둔근이 늘어나는 느낌이 든다.

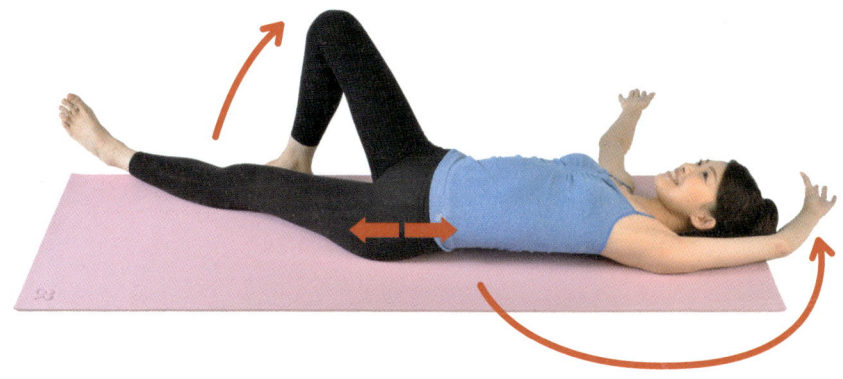

5 5~10초 동안 시원하게 몸을 늘린 뒤 천천히 원래대로 돌아온다.

※ 오른쪽도 왼쪽과 함께 늘려준다. 좌우 같은 감각으로 할 수 있게 되면 몸의 균형이 잡힌다. 딱딱한 쪽을 더 많이 해 주면 좋다.

엉덩이 릴랙스하기

편안히 누워 쉬면서 실천할 수 있는 고관절(엉덩 관절)이 유연해지는 엉덩이 스트레칭 두 가지를 소개한다. 고관절 교정에도 효과가 있어서 허리와 다리가 가뿐해진다.

이불 위에 편안히 누운 상태에서 따라 할 수 있는 손쉬운 스트레칭이다. 동작은 간단하지만, 몸 상태 개선에 충분한 효과를 얻을 수 있으니 꼭 실천해 보기를 바란다.

엉덩이가 릴랙스되어 상쾌한 기분으로 금세 잠이 든다.

❶ 하늘 보고 4자 다리 만들기

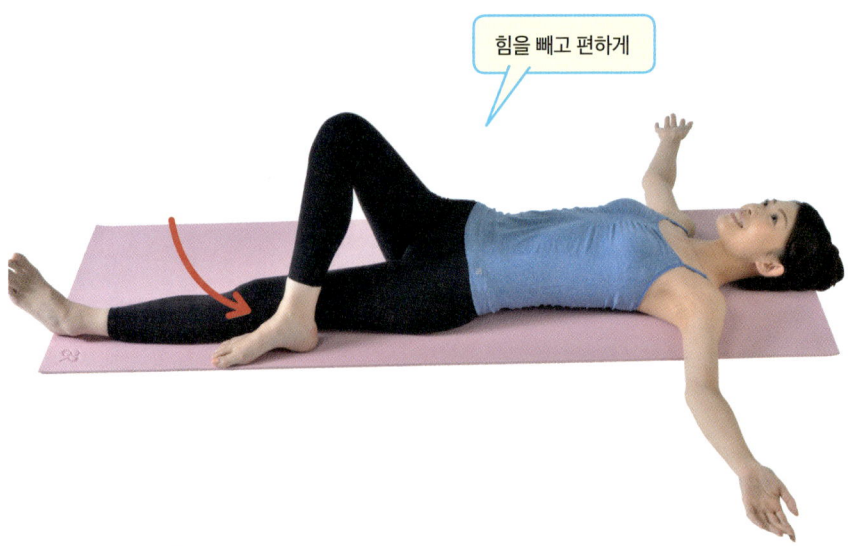

힘을 빼고 편하게

1 하늘을 보고 누워 오른 무릎을 세운 다음 오른 발목을 왼쪽 허벅지 바깥쪽에 둔다. 팔은 옆이나 머리 위로 뻗어 힘을 빼고 편하게 둔다.

2 오른 발목의 바깥쪽 복사뼈를 왼쪽 허벅지와 무릎 위에 올려두고 오른 무릎을 바깥쪽으로 내린다. 다리 모양이 숫자 4가 되도록 한다.

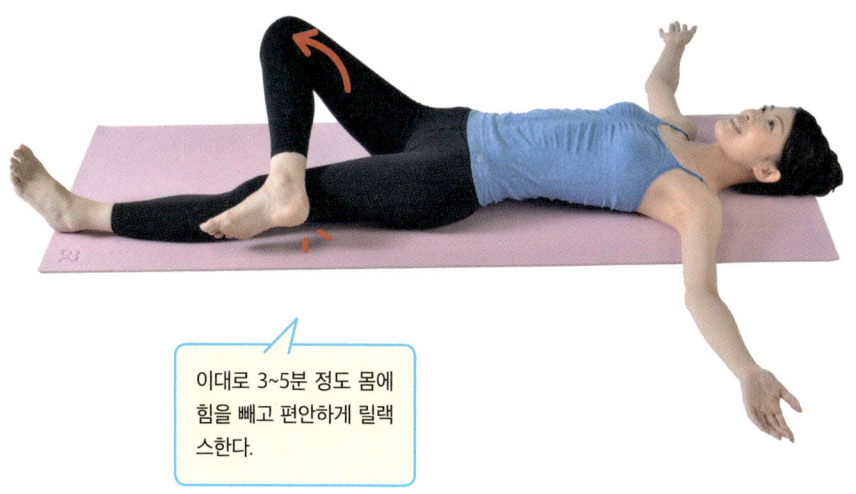

> 이대로 3~5분 정도 몸에 힘을 빼고 편안하게 릴랙스한다.

3 돌아올 때는 천천히 오른 무릎을 세운 뒤 오른발을 앞으로 쭉 뻗는다. 이때 양쪽 다리를 흔들어 보면 오른쪽 고관절이 유연해진 것을 느낄 수 있다.

※ 반대쪽도 똑같이 한다.

STEP 3

❷ 다리 꼬고 옆으로 비틀기

1 하늘을 보고 누워 무릎을 세운다.

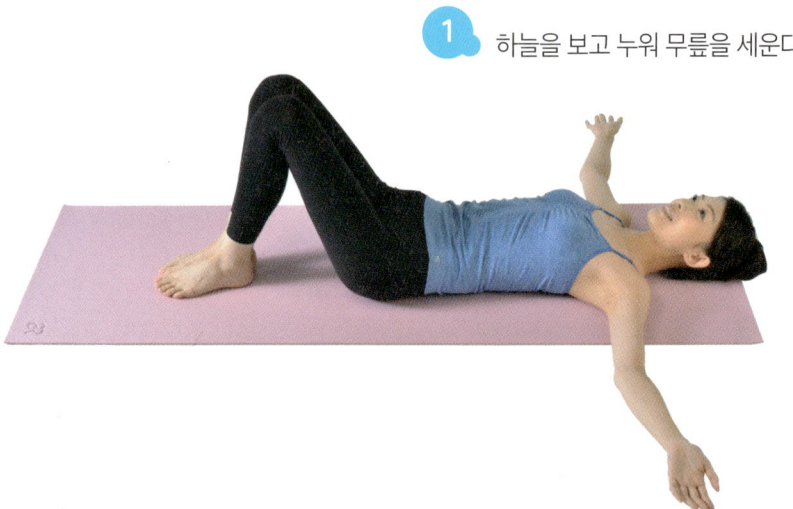

2 오른 다리를 왼 다리 위에 겹쳐 올린다. 허벅지가 맞붙도록 다리를 꼰다. 양팔은 옆으로 뻗는다.

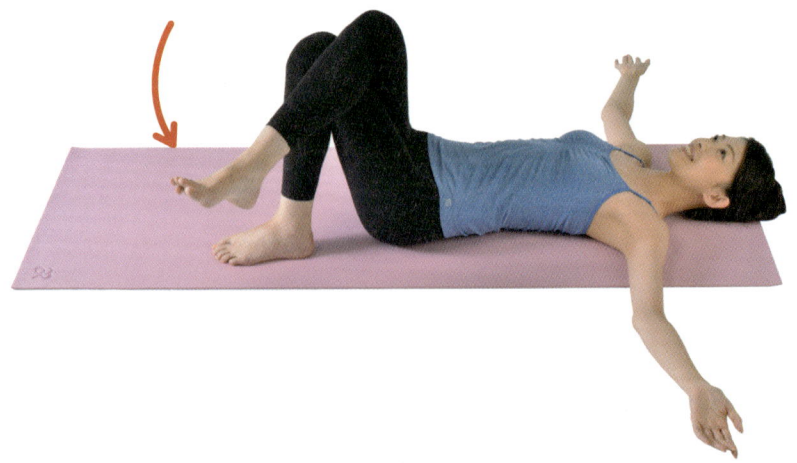

엉덩이 릴랙스하기

3 왼쪽 엉덩이를 오른쪽 바닥으로 누르듯이 밀면서 고관절부터 양 무릎을 오른쪽으로 비튼다. 왼쪽 엉덩이가 바닥에서 떨어져도 괜찮으니 오른쪽 바닥으로 가볍게 누르는 느낌에 집중한다. 왼쪽 엉덩이 옆 중둔근 주변이 시원하게 늘어나는 것을 느껴 보자.

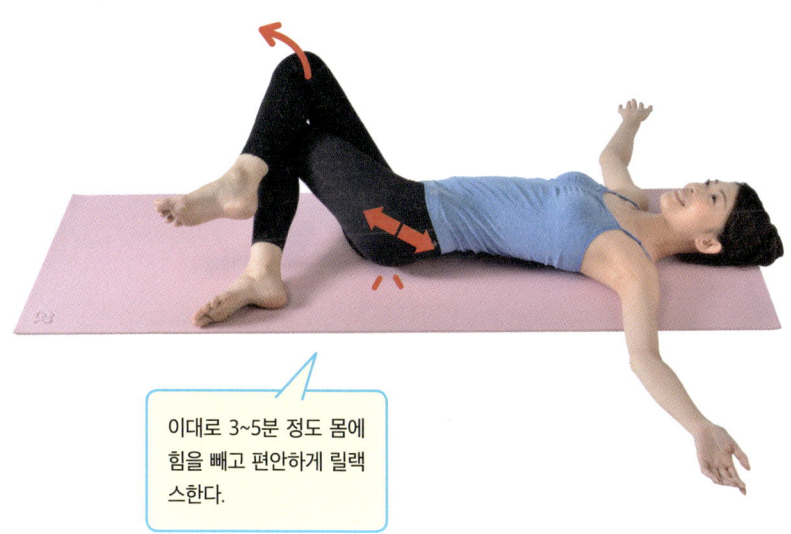

이대로 3~5분 정도 몸에 힘을 빼고 편안하게 릴랙스한다.

4 돌아올 때는 천천히 양 무릎을 세운 뒤 두 다리를 아래로 쭉 뻗는다. 이때 양쪽 다리를 흔들어 보면 왼쪽 고관절이 유연해진 것을 느낄 수 있다.

※ 반대쪽도 똑같이 한다.

STEP 4
마사지 볼로 엉덩이 풀어주기

테니스공을 이용해 중둔근 근막의 교착을 풀어준다. 말랑말랑한 고무공이나 큰 볼 풀 공을 이용해도 좋다. 딱딱하고 맞닿는 면이 좁을수록 자극이 강하지만 골프공처럼 크기가 너무 작은 것은 깊은 부위까지 마사지하기 어렵다. 하루 5분 정도 실시한다.

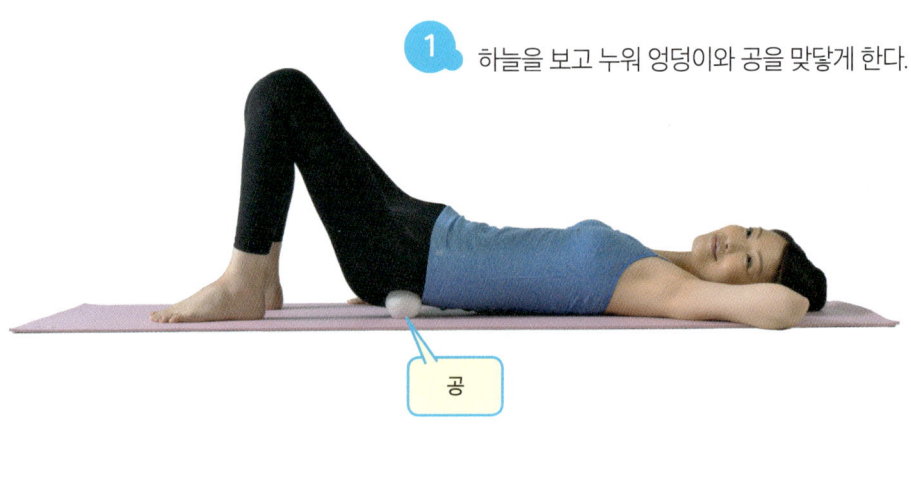

1 하늘을 보고 누워 엉덩이와 공을 맞닿게 한다.

공

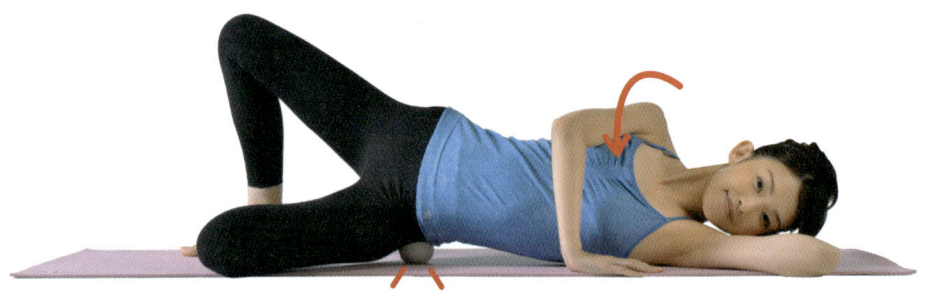

2 천천히 몸을 옆으로 돌려 공 위에 엉덩이가 올라가게 한다.

※ 공은 26쪽에서 확인한 대로 첫째 손가락과 셋째 손가락 사이에 위치한다.

③ 공 위에 엉덩이를 올린 다음 중둔근의 교착 부위와 맞닿도록 공의 위치를 바꾸거나 엉덩이 각도를 조절한다.

※ 통증이 개운함으로 바뀌는 감각을 느껴 보자. 23쪽 그림 참조

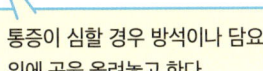

통증이 심할 경우 방석이나 담요 위에 공을 올려놓고 한다.

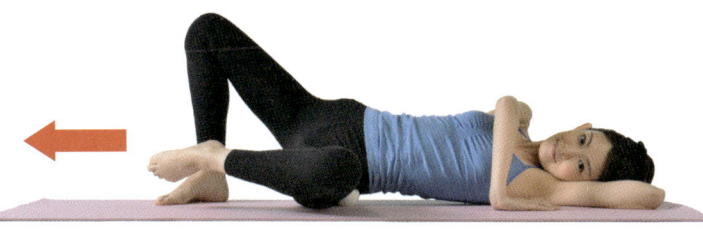

④ 그 자세에서 공이 닿아 있는 엉덩이 쪽 다리를 접었다 폈다 하며 움직인다.

※ 표면이 눌린 상태이므로 교착 부위를 마사지하는 효과가 느껴진다. 깊은 곳에 있는 근육을 움직여 근막의 교착을 풀 수 있다.

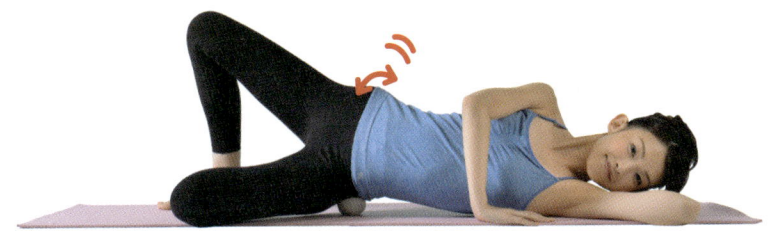

⑤ 공으로 표면을 누른 상태에서 허리를 앞뒤로 움직여도 좋다.

엉덩이 들어올리기

엉덩이 들어올리기는 힙업 효과가 뛰어난 운동이다. 엉덩이 옆에 있는 중둔근은 굳어있어서 강화하기보다는 이완시켜야 하고, 엉덩이 뒤에 있는 대둔근은 강화할수록 몸이 더 가벼워진다. 나이가 들어서도 활기차게 걸을 수 있는 튼튼한 몸을 만들거나 유명한 운동선수가 체력을 단련할 때도 효과적인 운동이다.

1 하늘을 보고 누워 발을 골반 너비로 벌리고 무릎을 세운다. 발은 엉덩이에서 한 발짝 떨어진 위치에 둔다. 발끝은 평행하도록 나란히 놓는다. 양팔은 교차하여 가슴 앞에 올린다.

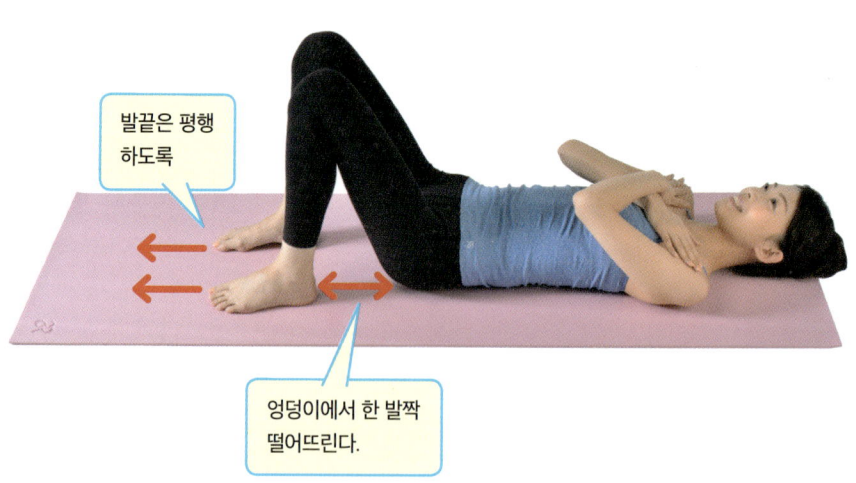

발끝은 평행하도록

엉덩이에서 한 발짝 떨어뜨린다.

2. 무릎부터 어깨까지 비스듬히 일직선이 되도록 엉덩이를 들어 올린다. 이때 엉덩이 근육(대둔근)을 조이는 힘이 다리를 통해 바닥으로 전달되고, 그 힘으로 엉덩이를 들어 올리는 감각이 중요하다. 허벅지 뒤쪽 근육 강화에도 효과적이다.

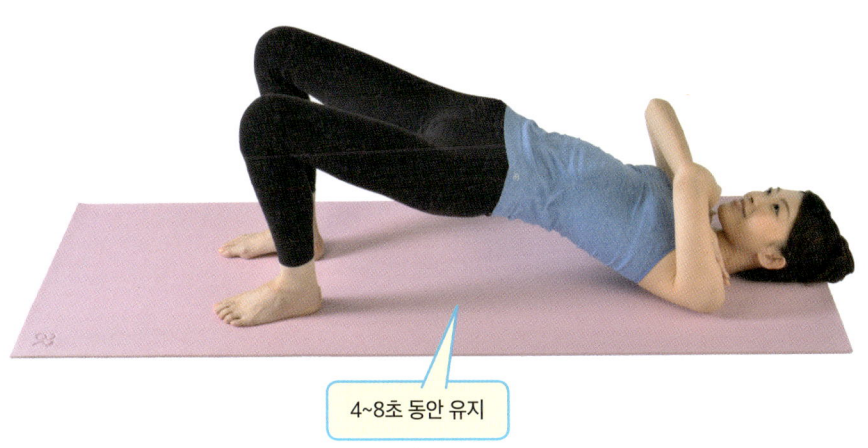

4~8초 동안 유지

3. 천천히 엉덩이를 바닥에 내려놓는다. 5~10회 정도 반복한다. 대둔근은 강한 근육이므로 원하는 만큼 실시해도 좋다.

Column ❶

나는 어떤 타입일까

필자의 치료원에서는 요통이나 무릎 통증의 경우, 시술 시간 50분 동안 엉덩이 치료에만 집중할 때가 있다. 이를테면 오른쪽과 왼쪽 엉덩이를 20분씩 집중적으로 치료한다. 그래서 처음 시술을 받는 분들은 대부분 엄청난 통증을 호소한다.

'아아~~~!!' ⇐ 감정을 그대로 드러내는 타입
'뜨악~~~!!' ⇐ 울부짖는 타입
'으하하!!' ⇐ 너무 아파서 웃음을 터뜨리는 타입
'……' ⇐ 입술을 깨물어가며 꾹 참는 타입

필자: 지금 10~20% 정도밖에 힘 안 줬어요.
환자: 진짜요?
필자: 그럼요, 이 정도면 정말 부드럽게 하는 거예요.
환자: 말도 안 돼, 완전 거짓말!
필자: 그럼 정말인지 아닌지 50% 정도로 강도를 높여 볼까요?
환자: 아, 아뇨, 괜찮아요!

농담으로 하는 이야기가 아니다. 엉덩이 근막은 평소 우리가 잘 모르고 있던 통증의 원인인 교착이 많이 일어난다. 그래서 가벼운 시술만으로도 통증을 느끼는 것이다. 사람마다 차이는 있지만 4~5회 정도 시술을 받고 나면 50~60%의 힘을 가해도 몸이 개운해져서 잠들기도 한다. 처음에 전혀 믿지 않던 사람도 직접 경험하고 나면 저절로 믿게 된다. 그리고 그때가 되면 이미 대부분의 증상이 호전되어 있다.

골반의 틀어짐을 확인하자

중둔근에서 어느 부분이 심하게 교착되었는지는 사람마다 다르다.

굳어있는 부분을 알려면 먼저 골반 틀어짐을 확인해야 한다. 골반 틀어짐 유형에 따라 교착된 위치가 달라지기 때문이다. 교착 위치를 알아두면 그 위치를 중심으로 중둔근 전체를 부드럽게 풀어주어 골반의 교정 효과를 높일 수 있다.

틀어진 골반의 유형은 크게 네 가지로 나뉘고, 어느 유형에 속하는지 확인하는 자가진단 포인트에는 두 가지가 있다. 바로 ❶ 전후 경사와 ❷ 좌우 편위다. 이 두 가지의 조합으로 네 가지 유형 중 어디에 해당하는지 알 수 있다(50쪽 '골반 틀어짐' 그림 참조).

자가진단 포인트 ❶
골반이 앞으로 기울어져 있다면 '전방 경사'
뒤로 기울어져 있다면 '후방 경사'

주의 깊게 봐야 할 부분은 ⓐ 상복부 라인 ⓑ 등허리 라인 ⓒ 하복부 라인이다.

> ⓐ 상복부 라인은 스커트나 바지 등 하의가 허리에 닿는 부분을 기준으로 한다.
> ⓑ 등허리 라인은 골반의 경사가 정상이라면 엉덩이의 볼록한 부분부터 등허리에 완만한 곡선이 생긴다. 이와 달리 전방 경사일 때는 등허리가 안쪽으로 크게 휘어 있다(가운데 사진). 후방 경사일 때는 등허리가 둥글게 말려 있다(왼쪽 사진).
> ⓒ 하복부 라인은 골반의 경사가 정상이라면 허벅지에서 하복부까지 일직선을 이룬다. 하지만 전방 경사일 때는 허벅지에서 하복부 라인이 우묵하게 들어간다. 후방 경사일 때는 바깥쪽으로 돌출되거나 뒤로 쓰러질 듯 한 상태가 된다.

'전방 경사'는 중둔근 앞쪽의 교착이 심하고, '후방 경사'는 중둔근 뒤쪽의 교착이 심하다(23쪽 그림 참조).

자가진단 포인트 ❶ 전후 경사

먼저 거울에 자신의 옆모습을 비춰 보면서 골반 경사를 확인하자.

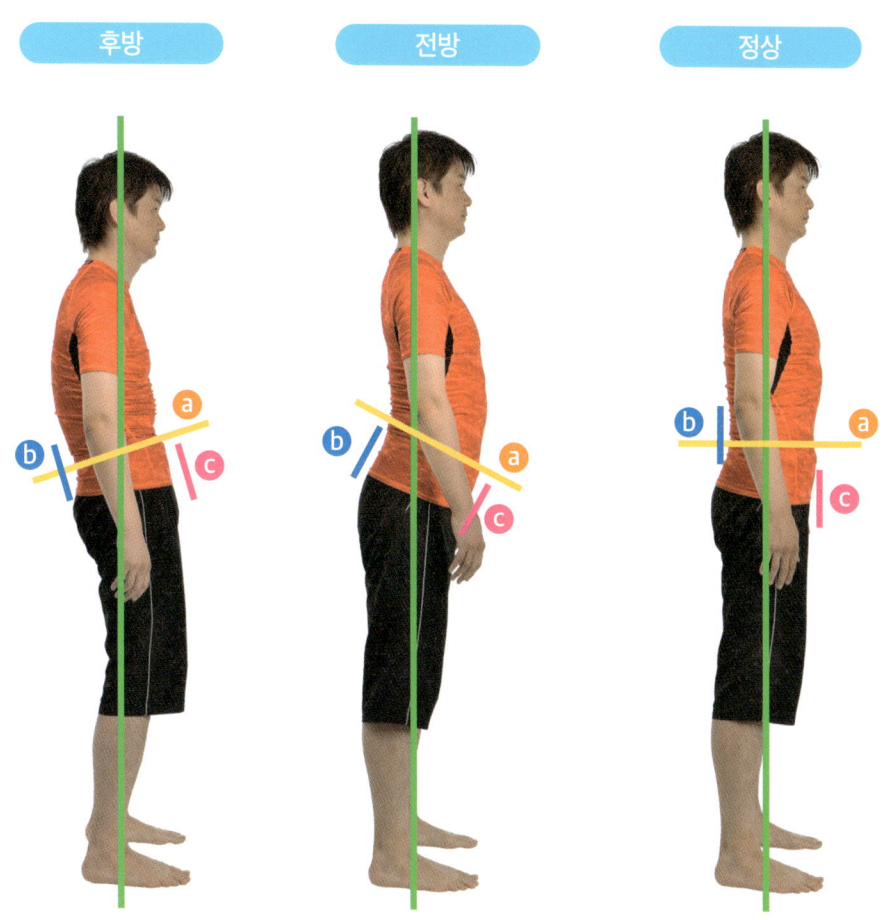

자가진단 포인트 ❷

골반이 오른쪽으로 기울어져 있다면 '우측 편위'
왼쪽으로 기울어져 있다면 '좌측 편위"

다음과 같은 순서대로 살펴보자.

❶ 거울 앞에 서서 발을 골반 너비로 벌리고 정면을 바라본다.
❷ 옆구리 양옆을 첫째 손가락으로 누른다.
❸ 그대로 첫째 손가락을 내리면 뼈에 닿는다.
❹ 그 부분이 골반의 가장 윗부분이므로 좌우의 높이가 어떻게 다른지 비교해 본다.

오른쪽이 낮다면 우측 중둔근의 교착이 심하고, 왼쪽이 낮다면 좌측 중둔근의 교착이 심하다고 할 수 있다.

자가진단 포인트 두 가지를 알면 전방 경사, 후방 경사, 우측 편위, 좌측 편위 중에 자신이 어느 쪽에 속하는지 확인할 수 있다.
이를 토대로 네 가지 유형으로 조합해 보자.

자가진단 포인트 ❷ 좌우 편위

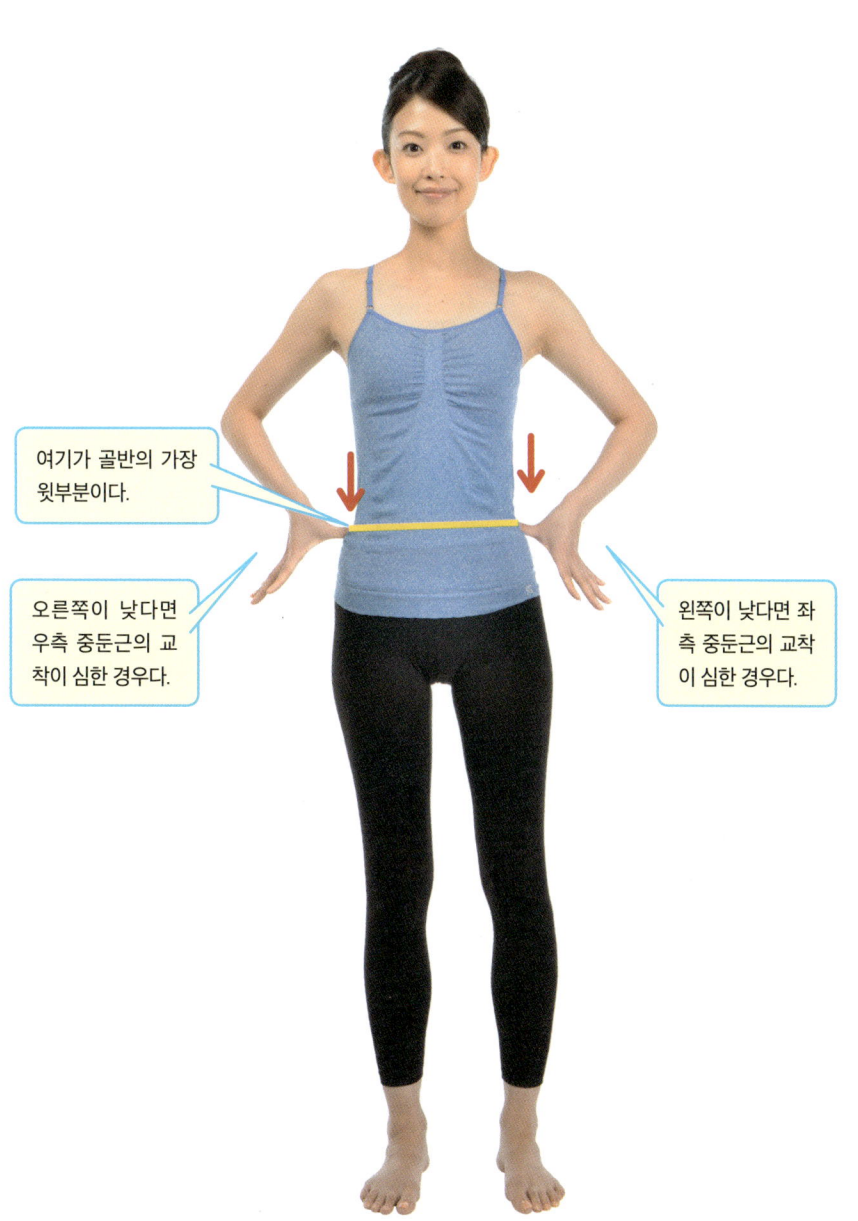

여기가 골반의 가장 윗부분이다.

오른쪽이 낮다면 우측 중둔근의 교착이 심한 경우다.

왼쪽이 낮다면 좌측 중둔근의 교착이 심한 경우다.

골반 틀어짐은 전후 경사와 좌우 편위로 확인할 수 있다

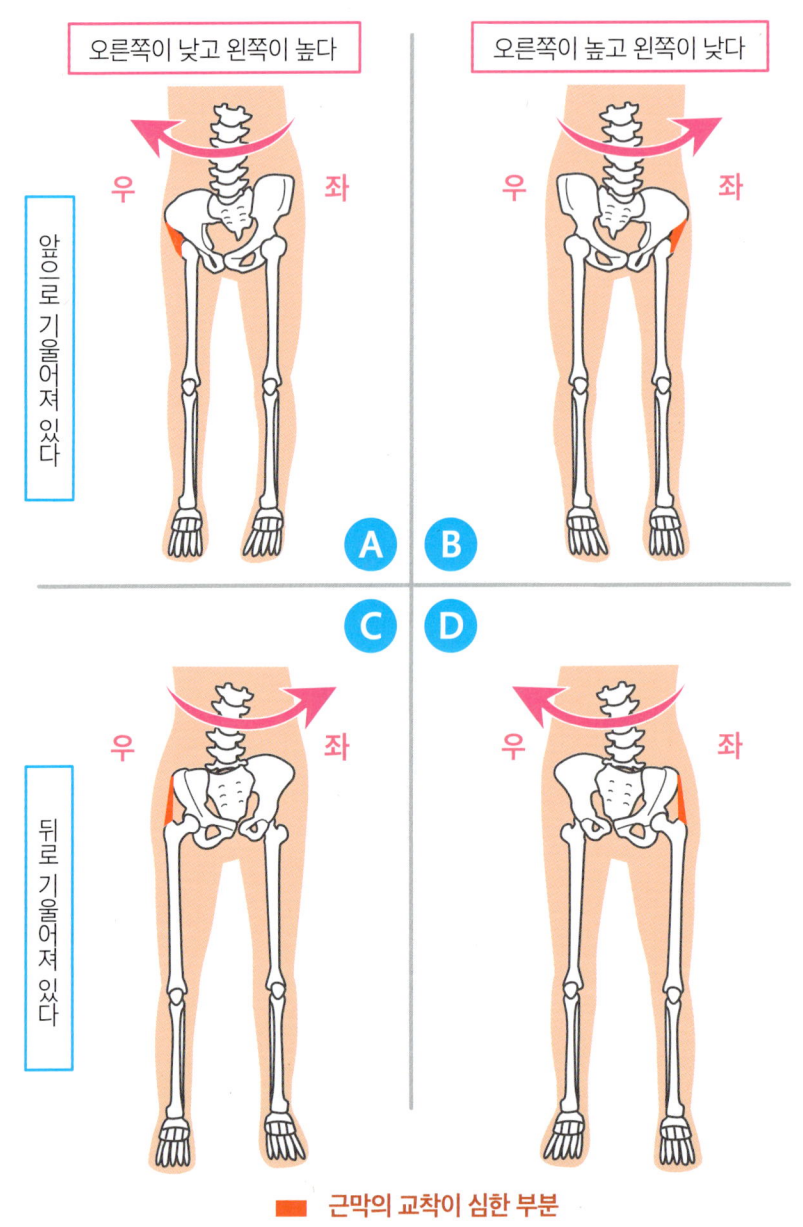

■ 근막의 교착이 심한 부분

- **A** 전방 경사 + 우측 편위 : 오른쪽 중둔근이 앞으로 기울어져 있다.
- **B** 전방 경사 + 좌측 편위 : 왼쪽 중둔근이 앞으로 기울어져 있다.
- **C** 후방 경사 + 우측 편위 : 오른쪽 중둔근이 뒤로 기울어져 있다.
- **D** 후방 경사 + 좌측 편위 : 왼쪽 중둔근이 뒤로 기울어져 있다.

이처럼 근막의 교착이 심한 부분을 한눈에 알 수 있다.

허리 비틀림을 확인해 보면 그림의 화살표 방향으로 상체가 틀어져 있을 것이다. 화살표 반대 방향으로는 틀어지기 어렵다.

유형별로 확인한 중둔근 근막의 교착 포인트를 중심으로 중둔근 전체를 이완시켜야 한다. 좌우 높이가 같은 사람이나 전후로 치우침 없이 곧은 사람은 전후좌우를 균형감 있게 유지할 수 있도록 관리하는 것이 중요하다.

골반 틀어짐 자가진단은 엉덩이를 주무르기 전과 후의 골반 변화를 눈으로 직접 확인하는 데 도움이 된다. 해당 포인트를 의식하면서 주물렀을 때 효과가 더 큰지 판단할 수 있다. 익숙해지면 감각적으로 굳어있는 근막의 교착 포인트를 알게 된다. 골반의 변화를 기대하면서 엉덩이 마사지와 골반 틀어짐 자가진단을 실천해 보자.

근막 컨디셔닝 체험 후기 ①

근막 컨디셔닝으로
무릎 통증이 사라졌다

와타베 마키(40대)

우다가와 선생님의 치료원을 찾은 지는 벌써 2년쯤 지났습니다. 취미로 플라멩코를 배우고 있었는데 언젠가부터 무릎이 아프더니 계단을 오르내리기조차 힘들어졌습니다. 일할 때 의자에서 일어서는 데도 한참 걸리고 어느새 걸을 때도 통증이 심해져서 내원했습니다.

이곳을 찾기 전에 마사지나 교정원에도 가봤지만, 통증이 완전히 사라지지 않았습니다. 인터넷으로 다른 곳을 알아보다 우연히 이곳 홈페이지를 보게 되었고 근막을 집중적으로 치료한다는 점이 마음에 들었습니다. 그 느낌은 예상대로였습니다.

처음 마사지를 받을 때는 참을 수 없는 고통이 몰려왔는데 마사지를 마치고 돌아갈 때부터 바로 효과가 나타나기 시작했습니다. 몸이 가벼워지고 무릎 통증이 사라졌거든요.

전보다 다리도 높이 들어 올려지고 가동 범위가 넓어져 플라멩코를 출 때도 동작이 더 좋아지는 효과까지 얻었습니다.
　지금도 여전히 오랜 시간 앉아서 하는 일과 플라멩코 연습으로 피곤해지고 집안일이나 육아 부담도 커서 몸 상태를 유지하려고 격주로 다니고 있습니다.

PART

2

근막을
바로잡으면
문제가
해결된다

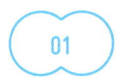

좀처럼 나아지지 않는 증상으로 고민하고 있는가

필자는 치료원을 홍보하기 위한 선전이나 광고를 전혀 하지 않는다. 사실 간판도 없어서 지나가는 사람이나 지역 주민들은 여기에 치료원이 있다는 사실조차 모를 것이다. 그런데도 매일 많은 사람이 치료원을 찾아온다. 처음 방문한 사람들의 공통적인 고민은 다음과 같다.

"반년 전부터 허리가 아프기 시작했는데 그때부터 나아지지 않아요."

"매년 정기적으로 허리를 삐끗해요."

"추간판 탈출증(허리 디스크) 진단을 받았어요."

"무릎 통증이 심해서 구부릴 수가 없어요."

"다리 부종이 빠지지 않아서 너무 무거워요."

많은 사람이 오랜 기간 이러한 증상을 앓고 있다. 혹시 지금 이 책을 읽고 있는 여러분도 비슷한 고민을 하고 있을지도 모른다.

다양한 치료와 시술을 받아 봤지만 좀처럼 나아지지 않는 통증이나 증상으로 고민하고 있는가?

치료원을 다녀간 사람들은 모두 입을 모아 이렇게 말한다.

"허리 통증이 없어졌어요."
"그렇게 고생하던 좌골신경통과 저림이 사라졌어요."
"몇 년 동안 허리를 한 번도 삐끗한 적 없어요."
"추간판 탈출증도 이젠 별로 신경 쓰이지 않아요."
"무릎을 구부릴 수 있고 걷는 것도 편해졌어요."
"다리 부종이 빠져서 개운하고 가벼워요."

지금까지 다양한 치료와 시술을 받았는데도 그토록 쉽게 나아지지 않던 증상이 어떻게 필자의 시술을 받고 나서 괜찮아진 걸까?

아픈 부위만 치료하기 때문에 나아지지 않는다

몸에서 어떤 통증이 느껴지면 일반적으로 어느 부위에 문제가 있다고 생각할까?

허리가 아프다면 허리, 무릎이 아프다면 무릎, 사십견이라면 어깨, 두통이라면 머리를 바로 떠올리듯 대개 통증을 느끼는 부위에 문제가 있다고 생각한다.

실제로 병원에서는 이렇게 말한다.

허리가 아플 때는 "허리 디스크 문제인 것 같네요."
무릎이 아플 때는 "무릎 연골이 손상된 것 같네요."
어깨가 아플 때는 "어깨에 석회가 침착된 것 같네요."
관절이 아플 때는 대부분 "나이가 들면서 생기는 현상이네요."

두통일 때는 "검사로는 이상 없으니 진통제를 처방해 드릴게요."

대개 통증이 느껴지는 부위를 진찰하고 그 부위에서 원인을 찾아 해결하려고 한다. 하지만 몇 주, 몇 개월, 몇 년이 지나도록 아무런 변화도 일어나지 않는다. 사실 이 이야기는 필자의 치료원에서 통증이 개선된 환자들이 병원에서 초진을 받았을 때 실제로 겪은 일이다.

⊙ 아픈 부위에 원인이 있다고 단정할 수 없다

어떻게 그토록 나아지지 않던 환자들이 치료된 걸까?
바로 '통증이 나타나는 부위'가 아니라 '통증이 유발되는 원인 부위'에 초점을 맞춰 문제를 해결했기 때문이다. 증상이 나타나는 부위와 증상을 유발하는 원인 부위가 반드시 일치하는 것은 아니라는 의미다.

이렇게 치료 경험이 계속 쌓이다 보니 환자가 '통증 부위'를 말하면 '원인 부위'가 바로 머릿속에 떠오른다. 어느새 무의식중에 통증 부위와 원인 부위를 구별하는 것이 당연해졌다.

주변 사람들의 이야기를 듣고 나서 알게 된 사실이지만, 필자는 두통이 느껴지면 머리가 아프다고 말하면서 무의식적으로 목의 뭉쳐 있는 부분을 만진다고 한다. 곰곰이 생각해 보면 머리가 아프다고 말하면서 목을 주무르고 있으니 보는 사람도 의아하게 여겼을 것이다.

두통이 생겨도 뭉쳐 있는 목을 풀어야 한다는 생각이 먼저 떠올라 약은 거의 먹지 않는다.

마찬가지로 무릎이 아프다고 말하면서 엉덩이를 주무른다. 무릎에서 통증이 느껴지니까 무릎을 치료해야 한다고는 생각하지 않는다.

대개 허리가 아프면 허리, 무릎이 아프면 무릎의 통증을 개선하기 위해 통증이 나타나는 부위를 치료하려 한다. 전기로 자극을 주거나, 파스를 붙이거나, 약을 먹거나, 통증이 느껴지지 않도록 신경에 주사를 놓거나, 수술을 하는 등의 방법으로 정말 통증이 나아진 적이 있는가. 일시적으로 완화되었다고 해도 결국 다시 반복되지 않았는가?

먼저 깨달아야 한다. 그렇게 해서는 나아지지 않았다는 사실을.

통증이 나타나는 부위에 통증의 원인이 있다고는 단정할 수 없다. 좀처럼 나아지지 않는다면 통증이 나타나는 원인은 다른 부위에 있는 것이다. 통증의 원인을 해결하면 놀라울 정도로 증상이 말끔히 사라진다. 물론 통증이 나타나는 부위에 통증의 원인이 있는 경우도 있다. 단, 그렇다 해도 근본적으로 원인을 찾는 방법이 잘못되면 나아질 수 있는 증상도 쉽게 나아지지 않는다.

하지만 원인을 바르게 찾아 해결하면 놀라울 정도로 증상이 말끔히 사라진다. 그렇다면 통증이나 문제의 원인은 도대체 어디에 있는 걸까? 의학의 역사 속에서 오래도록 간과되어 온 '어떤 것'에 그 비밀이 숨어 있다.

03

의학의 역사에서
오래도록 간과되어 온 것

여러분은 믿을 수 있는가?

수많은 사람의 생명을 구하는 현대 의학이 이제껏 쭉 간과해왔던 것이 있다는 사실을.

인체 해부를 시작했을 때부터 이미 '그것'이 존재했다는 사실은 알고 있었을 것이다. '그것'은 몸속 어느 부위에나 존재하고 있기 때문이다. 하지만 오랜 의학의 역사 속에서 '그것'이 몸속에서 얼마나 중요한 역할과 기능을 하는지는 계속 간과되어 왔다.

만일 '그것'의 중요한 역할과 기능에 대한 지식이 현대 의학에서 해부학의 기초로 자리 잡는다면, 좀처럼 나아지지 않는 통증이나 여러 증상이 지금보다 훨씬 더 쉽게 개선될 수 있을 것이다.

이토록 중요한 역할과 기능을 담당하며 몸의 통증이나 여러 증상을 해소하는 결정적인 열쇠가 되는 '그것'은 과연 무엇일까?

'그것'은 바로 근막이다.

최근에서야 겨우 방송에서 소개되면서 점차 알려지기 시작했지만, 아직도 근막의 구조를 확실히 이해하기에는 부족하다.

의학 공부의 기초가 되는 해부학 교과서에서는 근막에 대해 이렇게 설명한다.

> 근육을 둘러싼 결합 조직으로, 근육을 보호하고 주변 근육들이 움직일 때 마찰이 생기지 않도록 원활한 운동을 돕는 것.

이토록 중요한 역할을 담당하고 있는데도 근막에 대한 설명은 겨우 두세 줄로 끝이 난다. 얼마나 간과되고 있는지 충분히 알 수 있는 사실이다.

◉ 근막에 무관심할 수밖에 없던 이유

하지만 어쩌면 당연한 일이다.

의학의 기초인 해부학은 몸 내부를 메스로 세세하게 구분 지어 연구하는 학문이다. 해부학의 발달로 몸의 구조를 알 수 있게 되었고 다양한 질병의 원인을 찾을 수 있게 되었다. 또 외과 수술의 기술이나 약이 발달하여 많은 사람의 생명을 살리고 다양한 질병과 외상을 치료할 수 있게 되었다.

해부학이 우리에게 가져다준 은혜는 헤아릴 수 없을 정도로 많지만, 반대로 역효과를 불러오기도 했다. 몸 전체를 연결하며 우리 몸의 균형을 유지하는 부분까지 모두 분리해 버렸기 때문이다.

'근막'은 하나의 연결체로 온몸에 넓게 퍼져 있어 몸의 여러 기관을 하나로 통합한다. 이를테면 전신 망사 스타킹이 몸의 표면부터 깊숙한 곳까지 이어져 있는 모습과도 같다(66쪽 참조). 이처럼 망사로 된 근막은 뼈나 근육, 혈관이나 신경, 내장 등이 분리되지 않도록 하나의 몸으로 통합하는 역할을 한다.

바꿔 말하면 근막이 전신의 연결과 균형을 유지하고 있기 때문에 각 기관이 서로 유기적으로 연계되어 각각의 기능을 발휘할 수 있는 것이다.

하지만 '근막'은 따로 떨어져 분리되었다. 바로 이것이 우리 몸에서 결코 빠뜨릴 수 없는 근막의 중요한 역할과 기능이 의학의 역사 속에서 오래도록 간과되어 온 이유다. 그러니 근막에 숨어 있던 통증이나 문제의 원인도 당연히 알 수 없게 되었다.

개인적인 추측이지만 어쩌면 몸을 해부하는 과정에서 근막은 오히려 방해꾼처럼 느껴졌을지도 모른다. 맛있는 스테이크를 먹을 때, 칼로 썰기 힘들고 잘 씹히지도 않는 힘줄 부분이 많다면 기분이 어떨지 한번 상상해 보라.

통증의 원인은
근막에 숨어 있다

의학의 역사 속에서 근막의 중요한 역할과 기능은 무관심의 대상이었다. 그러니 근막에 숨어 있던 통증이나 문제의 원인을 알아차리지 못하는 것도 당연했다.

실제로 정형외과에서 '허리가 아프다' '무릎이 아파서 구부릴 수가 없다'고 통증을 호소하면 X선이나 MRI(자기공명영상)를 촬영하여 검사한다.

"허리뼈 간격이 좁아졌네요."
"추간판 탈출증이 허리 신경을 압박하고 있네요."
"무릎 관절 사이가 좁아졌네요."
"반달 판막이 변형됐네요."

하지만 이처럼 뼈와 관절 상태를 보면서 근막이나 근육을 진찰하는 일은 드물다. 대체로 "나이가 들면서 생기는 현상이네요" "뼈에 별다른 이상은 없어 보이네요"와 같은 답변만 돌아올 뿐 대개 아무런 치료도 받지 못한다.

물론 증상이 나타나면 우선 검사를 받고 질병이 있는지 확인하는 일은 대단히 중요하다. 다만 근막에 대한 개념이 자리 잡혀 있지 않아 거기에 숨어 있는 통증이나 문제의 원인이 완전히 간과되고 있다.

지금껏 여러 통증이 나아지지 않은 이유가 바로 여기에 있다. 달리 말하면 모르고 지나치던 원인을 해결하면 많은 증상이 개선될 수 있다는 의미기도 하다.

◉ 근막에 숨어 있던 통증의 원인은 무엇일까

그렇다면 근막에 숨어 있던 원인은 무엇일까?

바로 '근막의 교착'이다. '교착(膠着)'이란 달라붙어 굳어진 상태를 나타낸다. '교(膠)'에는 아교풀이라는 뜻이 담겨 있는데, 아교풀이란 수천 년 전 고대부터 접착제나 염색제로 쓰이던 것으로 짐승이나 물고기의 콜라겐과 젤라틴질을 추출하여 굳힌 것을 말한다. 우리가 흔히 알고 있는 먹물에도 사용된다.

근막의 주성분은 콜라겐이다. '교착'이라는 단어는 콜라겐을 주성분으로 하는 근막이 달라붙어 굳어진 상태를 나타내는 데 아주 적절한 표현이다.

근막의 교착을 전신 스타킹에 비유하면….

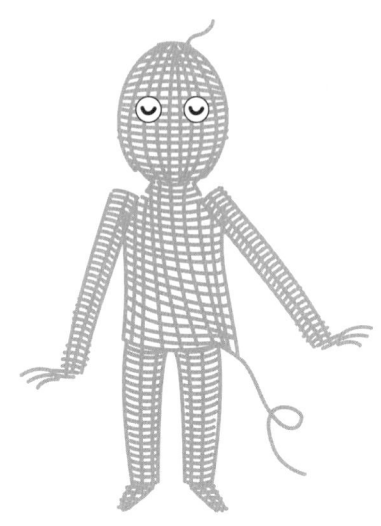

 이제부터는 근막이 교착되면 몸에 어떤 일이 일어나는지 근막을 팽팽한 전신 스타킹에 빗대어 살펴보자.
 근막 전신 스타킹의 엉덩이 부분이 비틀렸거나 줄어든 채로 굳어있다면, 과연 어떻게 될까?
 분명 다리는 들어올리기 힘들고 저항을 받아 원활하게 움직이지 못해 무거워진다. 게다가 허리까지 아래로 당겨져 몸의 균형이 기울어진다. 무리해서 움직이려 하면 경련이 일어나 더 움직일 수 없게 되고 허리, 무릎, 등, 심지어 어깨까지 통증이 나타난다. 더 심하게 줄어들면 혈액의 흐름이 멈춰 발끝까지 통증이나 저림이 일어난다. 혈액의 흐름이 나빠지면 냉증이나 부종이 생기고 내장의 활동이 저하된다.

만일 엉덩이 근막의 비틀림이나 수축이 해결되면 어떻게 될까?

다리도 몸도 움직임이 원활해지고 혈액의 흐름도 좋아지므로 허리나 무릎의 통증, 부종이나 발끝의 저림 등이 해소된다.

전신 스타킹은 몸의 표면에만 연결되어 있지만, 실제 근막은 표면부터 깊숙한 곳까지 연결되어 있다. 이를테면 수세미 섬유처럼 망의 그물코가 깊은 곳까지 넓게 펴져 있는 모습이다.

근막의 교착은 엉덩이 외에도 몸의 여기저기에서 일어난다. 어느 한 부위의 근막이 교착되면 그 부위뿐 아니라 다른 부위의 관절이나 내장까지 통증과 문제가 발생하게 된다.

그렇다, 통증이나 문제를 일으키는 원인의 정체는 바로 근막의 교착이었다.

수십 년 동안 숨어 있던 통증의 원인

　통증의 원인이 근막 교착에 있다는 사실을 모른 채 수십 년 동안 몸에 심각한 손상을 입힌 사례가 있다.

　초등학생 때 계단에서 미끄러져 엉덩방아를 찧은 A씨. 다행히 뼈는 부러지지 않았고 특별한 상처도 없었다. 하지만 중학생이 되자 마음껏 운동할 수 없었고 무릎에 통증이 나타나기 시작했다. 고등학생이 되고부터는 허리가 항상 붓고 무거운 상태가 계속되었고 자세가 나빠져 걸음걸이도 어색해졌다. 병원에서 진찰을 받아도 원인을 알 수 없었다. 성인이 되었을 때는 등은 둥글게 말리고 호흡이 짧아져 산소 부족으로 금세 피곤해지고 피부색은 칙칙해지고 두뇌 회전도 느려졌다. 이따금 원인불명의 두통과 관절통을 느끼기도 했다.

　계단에서 미끄러진 후부터 한쪽 다리가 더 짧아진 것처럼 느껴졌다. 다리뼈의 길이가 달라져서가 아니라 계단에서 미끄러질 때 골반이 틀어졌기 때문이다.

넘어진 충격으로 골반을 지지하고 있던 엉덩이 근막이 틀어진 채로 교착되면 아무리 시간이 지나도 원래대로 돌아오지 않는다. 골반은 기울어지고 고관절도 한쪽이 뭉친 상태가 지속된다. 근막의 교착은 서서히 온몸에 영향을 미친다.

중력과 균형을 맞추려다 보니 상체도 기울어지고 늑골이 틀어진다. 호흡은 짧아지고 몸속 산소가 부족해진다. 목도 균형을 맞추려고 기울어진다. 어깨 결림이 해소되지 않고 뇌로 가는 혈류가 부족해져 본래 갖고 있던 신체 능력을 발휘할 수 없으며 두통까지 생긴다. 비염, 난청, 시력저하도 일어난다. 몸은 녹슬어버린 로봇처럼 움직이기 힘들어지고 원인불명의 관절통이 나타난다. 움직이기 귀찮아지고 기분이 가라앉는다.

믿기 어렵겠지만, 전부 수십 년 전 일 때문에 일어나는 문제다.

◉ 일상생활의 습관으로도 근막이 틀어질 수 있다

계단에서 미끄러지는 강한 충격이 아니어도 살짝 걸려 넘어지는 정도의 가벼운 충격을 받거나, 충격은 없지만 삐뚤어진 자세로 오래 앉아 있는 등 사소한 일부터 시작해 일상생활 속에서 교착된 근막이 우리 몸에 문제를 일으킨다.

한 손으로 컴퓨터 마우스를 쓰는 사이 반대쪽 손은 키보드 위에 살짝 떠 있지 않은가? 무의식적으로 취하는 자세가 자신도 모르는 사이에 반대쪽 손의 근막을 교착시켜 손가락이 잘 움직여지지 않거나 어깨와 목까지 영향을 미쳐 저림과 통증을 유발하는 사례도 많다.

만일 병원에서 목뼈 검사를 받는다면 일자목 증후군이나 추간판 탈출증을 원인으로 지목할 것이다.

근막은 한번 교착되면 저절로 되돌아오지 않는다.

깊은 곳까지 굳어있는 근막은 표면을 눌러 움직이거나 늘리는 정도로는 쉽게 풀어지지 않는다. 완전히 굳어버린 근막의 교착은 온몸에 조금씩 영향을 끼치면서 오랫동안 원인불명의 여러 통증과 증상을 유발한다. 수많은 질병을 일으키는 원인이 될 수도 있다.

반복적으로 삐끗하는 허리, 구부려지지 않는 무릎, 풀리지 않는 어깨 결림, 두통 등 모두 근막의 교착 때문에 발생한다. 심한 어깨 결림은 근막이 깊은 곳까지 강하게 교착되어 생기는 통증이므로 쉽사리 나아지지 않는다.

나이가 들면서 자신도 모르는 사이에 근막의 교착은 점점 더 심해진다.

그러다 몸을 움직이기 힘들어지면 단순히 나이 때문이라고 단정을 짓는다.

그러나 실제로는 근막의 교착을 해소하면 나이와 상관없이 몸을 자유롭게 움직일 수 있게 된다. 마치 근막의 교착에 얽힌 저주처럼 들릴지도 모르지만 걱정할 필요는 없다.

지금까지 좀처럼 나아지지 않던 증상에는 바로 이러한 원인이 숨어 있었다는 사실을 알리고 싶었을 뿐이다. 평소에 잘 모르고 있던 통증의 원인인 근막의 교착을 해소하기만 하면 몸은 놀라울 정도로 제 기능을 되찾을 수 있다.

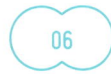

근막의 역할 ❶
몸을 지지한다

오른쪽 그림은 하체의 뼈를 나타낸 그림이다. 제일 밑에서부터 발, 정강이, 무릎뼈, 허벅지, 골반으로 모두 따로 떨어져 있다. 이 중에서 발뼈는 실제로 매우 세세하지만 간략하게 표현했다.

이제부터 한번 상상해 보자. 나무 쌓기 놀이를 하듯 뼈를 하나하나 쌓아 올려 그림처럼 완성할 수 있을까?

아마 여간 어려운 일이 아닐 것이다.

네모난 블록이나 벽돌이라면 그대로 쌓아 올리기만 하면 되지만, 울퉁불퉁한 형태의 뼈를 지지대나 고정 도구 없이 쌓아 올리기란 불가능하다. 더구나 상체의 척추를 포개어 쌓은 뒤 늑골이나 팔뼈를 걸어 아래로 늘어뜨리는 일은 더욱더 불가능하다. 뼈와 뼈를 연결하는 관절면은 맞추기 쉬운 모양으로 되어 있지만, 매끄러운 움직임을 돕는 둥그스름한 요철이 있

지지대 없이 뼈만 쌓아 올릴 수는 없다?!

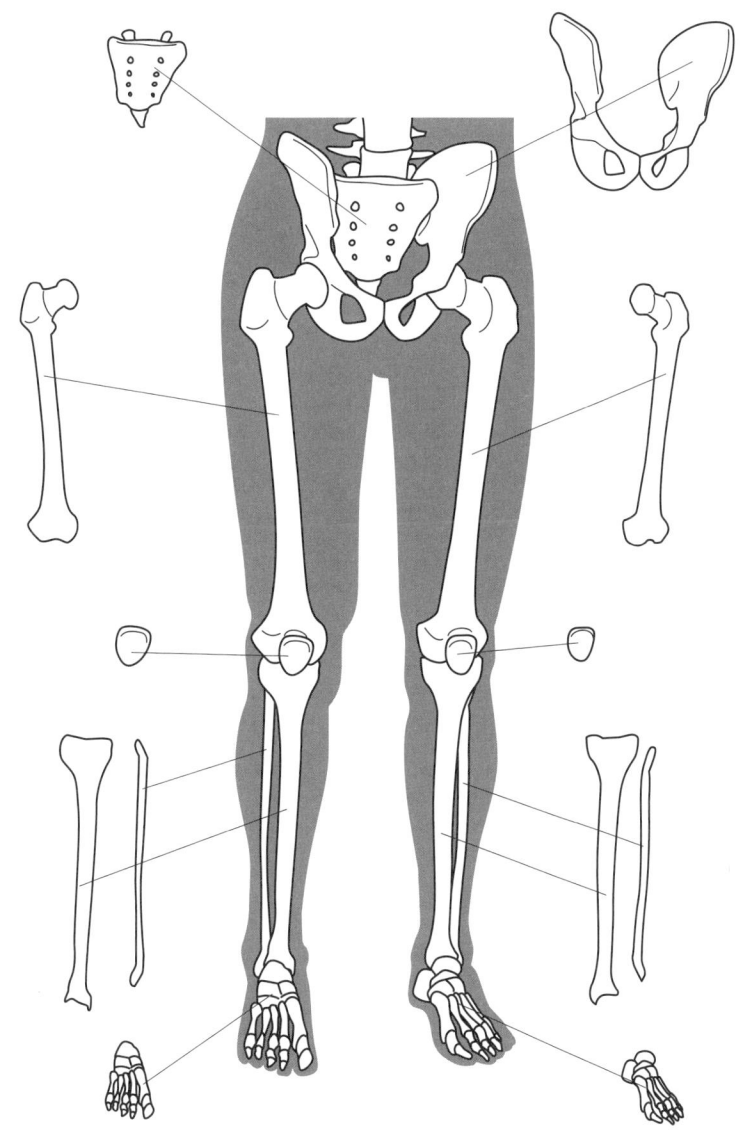

어 각각의 뼈를 포개어 쌓기는 대단히 어렵다.

　인체 골격이나 박물관에 전시된 공룡 뼈처럼 몸의 형태를 갖춘 모형은 고정 도구로 조립한 것들이다. 그래서 관절을 움직이지 못한다.
　바꿔 말하면 뼈만으로는 몸의 구조를 유지할 수 없다는 의미다.

⊙ 근막의 장력이 몸을 지지한다

　근막의 장력이 몸을 지지하는 모습은 텐트에 빗대어 설명할 수 있다. 텐트는 천막과 줄을 이용해 팽팽하게 끌어당겨 골조의 균형을 잡는다. 만일 천막과 줄이 없다면 텐트는 형태를 유지할 수 없고, 천막의 어느 한 부분이 비틀어지거나 줄이 짧아지면 골조가 기울고 형태가 일그러진다(오른쪽 그림 참조).
　몸도 마찬가지로 전신에 넓게 퍼져 있는 근막의 장력이 뼈를 지지해 균형을 맞추면서 구조를 유지한다. 근막이 교착되어 장력의 균형이 흐트러지면 뼈가 기울고 몸이 틀어지게 된다.
　근막은 우리가 지구의 중력에 순응하며 살아갈 수 있도록 몸의 골조를 지지하고 균형을 유지하는 중요한 역할을 담당하고 있다.

근막의 장력이 골조를 지지한다

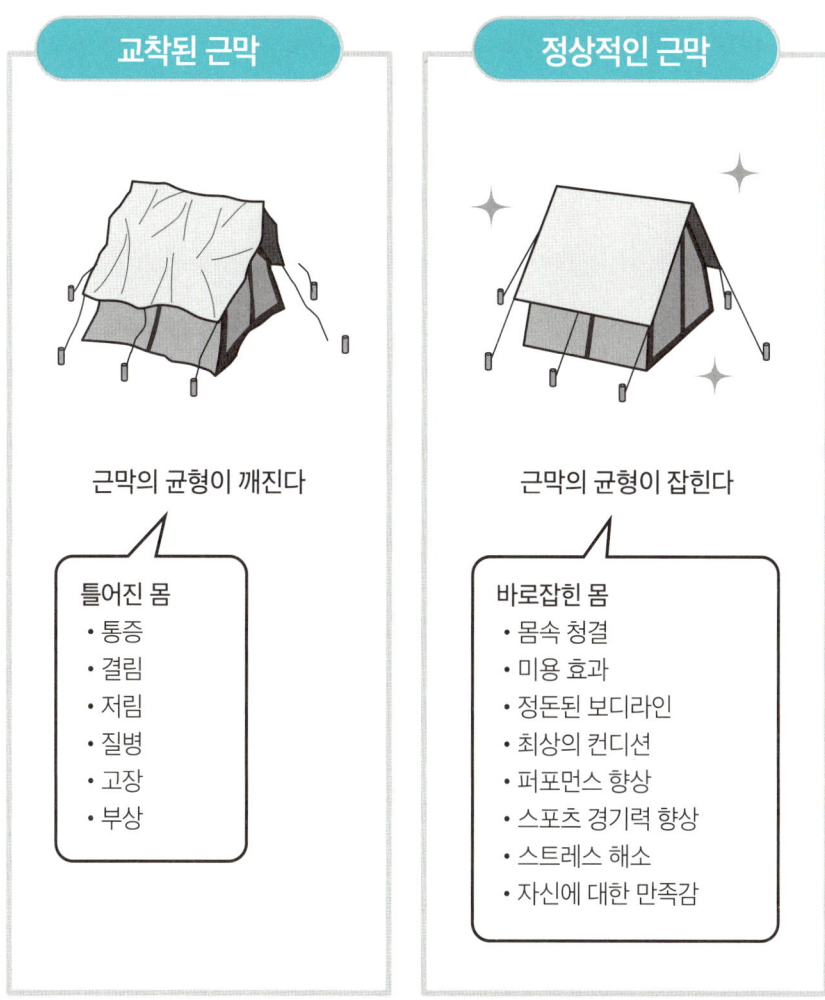

근막의 역할 ❷

몸의 형태를 만든다

　인간의 몸에는 약 200개의 뼈와 약 400개의 근육이 있다. 그 외에도 혈관, 신경, 림프관, 내장 등이 있고 혈액이나 림프액과 같은 체액이 흐르고 있다.

　걷고 뛰고 날고 점프하는 등 우리가 몸을 아무리 격하게 움직인다 해도 뼈, 근육, 내장, 혈관, 신경, 혈액이 분리되는 일은 없다.

　게다가 성인 몸의 약 60%는 수분이다. 반 이상이 수분으로 이루어진 물체가 몸의 형태를 유지한 채 여기저기로 이동하며 활동하고 있으니 이 얼마나 놀라운 일인가.

　사실 이것을 가능하게 하는 것도 근막이다. 근막은 몸의 형태를 만들고 내장이나 근육 등 각 조직을 구분하는 그릇 역할을 한다.

　인간의 몸을 자몽에 비유해 보자.

자몽 과육의 한 알 한 알은 세포다. 그 한 알 한 알이 합쳐져 얇은 막으로 둘러싸여 한 조각을 이룬다. 한 조각 한 조각이 각각 뼈, 근육, 내장 등의 기관이다. 모든 조각은 막으로 구분되면서도 서로 붙은 채 두꺼운 껍질에 둘러싸여 하나의 자몽으로 완성된다. 여기서 내부를 정돈하는 여러 두께의 막이 인간의 근막에 해당한다.

이처럼 근막이 몸의 뼈, 내장, 혈관, 신경 등 여러 기관을 구분하면서도 하나로 연결하고 있어 많은 수분으로 이루어진 인간의 몸은 아무리 움직여도 분리되지 않고 제 기능을 수행할 수 있다.

◉ 신경이나 혈액의 흐름에도 영향을 미친다

우리 몸의 가장 두꺼운 신경인 좌골신경은 엉덩이 근육 중 하나인 이상근 아래를 지난다. 허벅지 안쪽과 고관절 안쪽에는 두꺼운 동맥과 정맥이 지난다.

이러한 부위가 근막의 교착으로 틀어지면 신경 통로에 문제가 발생해 혈관은 압박되고 혈액의 흐름이 나빠진다. 얼굴이 붓는 증상은 얼굴에서 심장으로 되돌아가는 정맥의 통로인 목과 어깨 근막이 교착되어 혈액의 흐름이 막혔기 때문이다. 혈액이나 림프액의 흐름이 막히면 산소와 영양 공급이 부족해져 노폐물이 쌓이게 된다.

이를테면 호스가 비틀어지면 물이 잘 흐르지 못하는 것과 같다. 이 상태에서 일반적인 마사지로 혈액과 림프를 순환시키면 일시적인 만족감은 얻을 수 있지만, 근본적인 해결은 불가능하다. 비틀어진 호스가 아직 풀어지지 않았기 때문이다.

비틀어진 호스가 원래대로 돌아와 물이 자연스럽게 흐르듯 교착된 근막을 풀어주면 혈액과 림프액도 원활하게 흐르게 된다.

근막은 근육, 혈관, 신경, 내장 등을 어디에 배치할 것인지 정하고 바르게 담아 정리하는 그릇의 중요한 역할을 잘 수행하고 있다.

근막의 역할 ❸
몸을 연결한다

근막은 전신에 넓게 퍼져 머리끝부터 발끝까지 연결되어 있다. 근막의 주성분인 콜라겐 섬유 실로 뜬 전신 스웨터라고도 할 수 있다. 이 전신 스웨터의 한쪽 끝에 있는 털실을 힘껏 잡아당기면 전체 형태가 일그러지고, 당겨진 힘은 스웨터의 다른 쪽 끝까지 퍼진다(66쪽 참조).

또 당겨진 라인에는 혈액이나 림프액, 신경의 흐름이 나빠져 몸이 땅기고 움직이기 힘들어진다. 근막 일부를 교착시키는 장력이 몸의 형태를 일그러뜨리고 멀리 떨어져 있는 곳까지 영향을 미친다.

새끼발가락의 경혈에 살짝 자극을 주기만 해도 상체를 앞으로 굽히는 전굴 자세를 더 유연하게 할 수 있다. 침구 치료에서 새끼발가락의 경혈은 뻣뻣해진 목, 두통, 눈, 코 등 여러 통증 완화에 쓰이기도 한다. 이러한 현상은 아직 명확히 밝혀지지 않았지만, 근막의 연결 라인이 영향을 미치고 있다고 설명할 수 있다.

실제로도 경혈이 지나는 지점과 근막 라인이 비슷해서 특정 질병을 치료하는 침구 경혈과 근막의 시술 포인트가 일치할 때도 있다. 침구사이기도 한 필자는 우리 몸에 있는 약 365개의 경혈 자리를 대체로 다 파악하고 있다. 근막을 치료하다 보면 "그래서 이 증상에 이 경혈을 자극하는 거구나!" 하고 느낄 때가 많다.

◉ 침술의 '경혈'과 겹치는 근막 라인

침술에는 '득기감*(得氣感)'이라는 감각이 있다.

득기감은 경혈에 자극을 가할 때 다른 말로는 표현하기 어려운 독특한 감각이 자극 부위에서 널리 퍼져나가 기가 흐르는 통로인 경락을 따라 멀리까지 전해지는 현상이다. 전신에 있는 약 365개의 경혈과 기의 통로인 경락은 수천 년 동안 축적된 임상 경험을 거쳐 발견해 온 것으로 해부학에서는 아직 완전히 밝혀지지 않았다. 혈관이나 신경의 연결만으로는 설명할 수 없기 때문이다.

사실 경락과 근막 라인은 매우 비슷하다.

*원문의 'ひびき'는 직역하면 '울림, 반향, 여운, 진동 등'의 의미를 담고 있는데, 국내 한의학계의 침구 치료에서는 '득기감'이라는 전문용어가 사용된다.(옮긴이 주석)

실제로 내장 기관에 문제가 발생하여 통증이 나타났을 때 근막 시술로 증상이 해소되는 사례를 자주 접한다. 내장 기관의 상태가 드러나는 발바닥의 반사구도 근막의 전달 경로를 따라 나타날 가능성도 있다. 근막에 대해 알고 나면 수천 년의 역사 속에서 축적되어 온 동양의학을 더 깊이 이해할 수 있다.

이처럼 통증을 느끼는 부위에 반드시 통증의 원인이 있는 것은 아니다. 이제껏 통증 부위에 집중했을 때 좀처럼 나아지지 않았던 증상이라도 통증을 일으키는 원인인 근막의 교착을 해소하면 확실히 개선된다.
근막은 온몸을 연결하고 있다. 이 중요한 역할을 의식하기만 해도 몸을 대하는 자세가 달라질 것이다.

엉덩이에는
수많은 통증의 원인이 숨어 있다

 지금까지 이야기한 내용을 정리하면, 좀처럼 나아지지 않는 통증이나 증상이 해소되지 않는 데는 다음과 같이 두 가지 이유가 있다.

- 통증이나 증상이 나타나는 부위에 원인이 있다고 단정한다
- 통증이나 증상의 원인인 근막의 교착이 좀처럼 풀리지 않는다

 통증의 원인인 근막의 교착 부위를 찾아 이완시키면 지금까지 쉽게 나아지지 않던 통증이나 문제가 놀라울 정도로 말끔히 나아진다. 이러한 원인은 증상이나 환자의 몸 상태에 따라 여러 부위에서 나타난다.
 그래서 <u>다양한 증상의 원인이 될 수 있는 부위를 알아두면 많은 도움이 된다.</u> 그 부위의 원인을 해결하면 우리 몸에서 일어나는 많은 문제가 해결

되기 때문이다.

몸의 여러 부위에 나타나는 원인 가운데서도 많은 사람에게 공통적으로 나타나는 부위가 있다. 이 부위는 다른 부위에 비해 우리 몸 전체에 강한 영향을 미치고 여러 증상을 해소하는 데 큰 역할을 한다. 어쩌면 아무도 여기에 원인이 숨어 있으리라고는 쉽게 짐작하지 못할 것이다.

그 부위는 바로 '엉덩이'다.

"엉덩이?!"

"엉덩이라니, 물렁물렁한 것 말고는 별다른 느낌 없는데."

"요통의 원인이라면 이해할 수 있겠지만."

"엉덩이를 치료하면 무릎 통증이 나아진다니, 말도 안 돼."

실제로 엉덩이 근막을 시술할 때 환자들에게 "발끝이 찌릿찌릿해요" "허벅지 안쪽이 땅겨요" "정강이 옆에서 느낌이 와요"와 같은 말을 자주 듣는다. 무릎의 통증 부위에서 자극이 느껴진다면 엉덩이 근막의 교착이 통증을 유발하고 있다는 확실한 증거기도 하다. 이때 엉덩이 근막의 교착을 해소하면 통증은 사라진다.

⊙ 엉덩이는 상체와 하체를 연결한다

근막은 머리끝에서 발끝까지 연결되어 온몸에 영향을 미친다. 엉덩이는 근막의 연결 라인에서 상체와 하체의 연결지점이자 몸의 중간지점에 위치하므로 상체와 하체 가까이에서 영향을 미치기 쉬운 부위다. 특히 불안정한 골반을 지지하고 있는 중둔근(98쪽 참조)은 굳어지기 쉽고 항상 힘이 들어가는 부위므로 이완시키기 어렵다. 그러다 보니 근막의 교착이 매일매일 축적되어 간다. 나이가 들면서 몸을 가뿐하게 움직이지 못하는 원인도 중둔근 근막의 교착 때문이라고 할 수 있다.

근막은 몸의 활동뿐 아니라 내장 기관에도 영향을 미친다. 엉덩이 근막의 교착을 풀어주면 위장 활동이 원활해지고 생리통이나 생리불순도 개선된다. 심지어 엉덩이 치료로 두통이 나아지기도 한다.

수많은 통증의 원인이 숨어 있는 부위. 바로 근막 네트워크의 중심에 있는 '엉덩이'다. 엉덩이에 숨어 있는 원인을 해결하면 몸 전체의 균형이 잡히고 효과적으로 여러 증상을 개선할 수 있다. 다음 장에서는 잘 알려지지 않은 엉덩이에 대해 더 자세히 살펴보자.

오감을 발달시켜라

13년 전, 근막 시술을 처음 막 배울 무렵에는 근막이 어떻게 연결되어 있는지를 알려면, 당시 이미 20년 이상 근막을 시술하며 수만 명의 임상 경험을 쌓아 온 스승님에게 배우는 것 외에는 달리 방도가 없었다.

배운 내용을 토대로 해부학에서 근육의 활동을 통한 골격 움직임의 연동, 신경통로, 경혈의 흐름을 의식하면서 실제로 환자의 몸에 어떤 변화가 있는지 직접 관찰하고 느끼며 근막이 어떻게 연결되어 있는지 더 깊이 있게 이해했다.

시술의 효과를 높이려면 오감을 발달시키고 감성을 키워야 한다.

환자의 몸을 보고 한눈에 얼굴색, 분위기, 틀어진 정도를 파악하고 몸 상태와 근막의 교착 부위를 꿰뚫어 보는 시각.

치료실에서 시술을 하고 있을 때도 치료원을 찾은 다른 환자의 문손잡이에 실린 힘의 세기, 문을 여는 속도, 신발을 벗고 슬리퍼로 갈아 신는 동작의 흐름, 대기실 소파까지 걸을 때 바닥을 딛는 강도, 소파에 앉을 때의 힘 등 모든 소리를 듣고 분별해내는 청각.

말로는 설명하기 어렵지만, 시술할 때 몸에 집중하는 감각이다. 근막의 상태 변화, 교착된 근막을 효율적으로 이완시키는 강도와 각도, 포인트, 호흡, 리듬, 속도 등을 컨트롤하면서 느끼는 촉각.

이론으로는 설명할 수 없는 현상도 무수히 많다. 정말로 효과적인 시술 능력을 키우려면 수년 동안 수행하며 경험을 쌓아야 하는 장인 정신이 필요하다. 세상에는 이론만으로는 가질 수 없는, 반드시 시련을 거듭해야만 알 수 있는 많은 기술이 있다. 아무리 공부를 열심히 해도 결코 손에 넣을 수 없다.

스포츠와 마찬가지로 트레이닝을 거듭해야 한다. 이렇게 매일 기술을 갈고닦으면서 더 많은 분에게 도움을 드리기 위해 끝없는 물음에 고민하며 자신과 싸우는 나날이 계속되고 있다.

근막 컨디셔닝 체험 후기 ②

골프 때문에 생긴 요통이
말끔히 해소되었다

모리야마 히로미(가명, 60대)

　이제껏 20년 가까이 요통으로 고생했습니다. 40대부터 골프를 시작했고 몇 년 전부터 주 2회씩 정기적으로 다니고 있습니다. 평소에도 몸이 틀어져 있는 편인데 아무래도 한 방향으로만 움직이는 골프를 계속해서인 것 같습니다.

　지금까지 침술, 마사지, 병원 등 7곳이나 돌아다녔지만, 조금 좋아지는가 싶으면 다시 통증이 심해지는 상황이 계속 반복되기만 했습니다. 이대로 평생 통증을 안고 살아가야 하나, 골프도 앞으로 몇 년 더 할 수 있을까 고민하며 거의 포기할 무렵, 우연히 TV에서 근막 특집 방송을 보게 되었고 곧바로 인터넷에서 찾아보니 이미 유명한 치료원이었습니다. 다행히도 집에서 멀지 않은 곳에 있어 바로 예약하고 찾아갔습니다.

　첫 치료 때는 너무 아파서 숨도 못 쉴 정도였습니다. TV에서는 편안해 보이기만 했는데 실제로는 전혀 다른 느낌이었지요. 하지만 지금까지 경험한 것과 뭔가 다르다고 느꼈고 적어도 한 달은 다녀보자 싶었습니다. 벌써 1년이나 지났지만 조금 과장해서 말하면 처음 4회까지는 정말 질식할 것 같은 느낌이었습니다.

허리 통증은 확실히 잦아들었고 5회쯤부터는 마사지를 받을 때 통증도 조금씩 줄어들었습니다. 오랫동안 걱정했던 어깨 결림과 두통은 모두 사라졌고요.

무릎 통증의 경우 정형외과에서 나이가 들면서 생기는 변형성 무릎관절증으로 진단받고 주 1회씩 히알루론산 주사와 5회 온열요법으로 치료를 받았는데, 전혀 나아지지 않았던 것이 여기서 치료받은 지 두 번 만에 통증이 사라지고 아파서 하지도 못했던 정좌도 편하게 할 수 있게 되었습니다.

앞으로도 골프를 계속할 수 있도록 평생 유지 관리를 받을 생각입니다.

PART

3

엉덩이에 대해 얼마나 알고 있는가

당신의 엉덩이는 굳어있다

'당신의 엉덩이는 굳어있다'고 말해도 그다지 실감 나지 않을 것이다.

'만져 보면 부드러운데' 하고 생각하기 때문이다. 만졌을 때 부드러운 부분은 엉덩이 표면에 있는 지방이다. 손으로 만지거나 누르는 정도로는 알기 어렵지만 깊은 곳은 심하게 굳어있다. 표면도 굳어있는 포인트는 다양하다.

사실 이 굳어있는 부분이 엉덩이에 숨어 있는 근막의 교착이다.

실제로 치료원에서 처음 시술을 받은 환자는 모두 통증을 호소한다. 표면에 굳어있는 포인트를 정확히 맞추면 팔을 가볍게 얹기만 해도 매우 아프다. 강도로 보자면 10~20% 정도밖에 되지 않는데도 어마어마한 통증을 느낀다. 알고 보니 그 10~20%의 힘이 강한 것 아니냐는 질문을 받을 수도 있으나 필자는 그다지 힘이 세지 않다.

가벼운 자극에도 통증을 느끼는 이유는 근막이 교착된 부분에 긴장도가 높아져 있기 때문이다. 단단히 수축된 채로 굳어지거나 반대로 팽팽하게 늘어나 긴장되기도 한다. 그래서 작은 자극도 강한 자극처럼 느끼게 된다. 근막의 교착 정도에 따라 통증보다는 간지러움을 느끼기도 하고 더 심해지면 감각이 사라지기도 한다.

이러한 감각도 근막의 교착을 풀어주면 쾌감으로 바뀐다.

엉덩이가 얼마나 굳어있는지 직접 확인하고 싶다면 테니스공을 바닥에 두고 그 위에 엉덩이를 올려 보자. 처음이라면 테니스공이라도 꽤 아플 것이다. 테니스공은 엉덩이를 마사지할 때도 사용하므로 만일 갖고 있지 않다면 미리 준비해 두도록 하자. 감각을 알게 되면 기호에 맞게 다양한 공으로 테스트해도 좋다.

그런데 왜 많은 사람이 엉덩이가 굳어있다는 사실을 전혀 모르고 있을까?

엉덩이는 신체 부위 중에서 가장 감각이 둔한 곳이기 때문이다.

엉덩이가 굳어있는지 확인해 보자

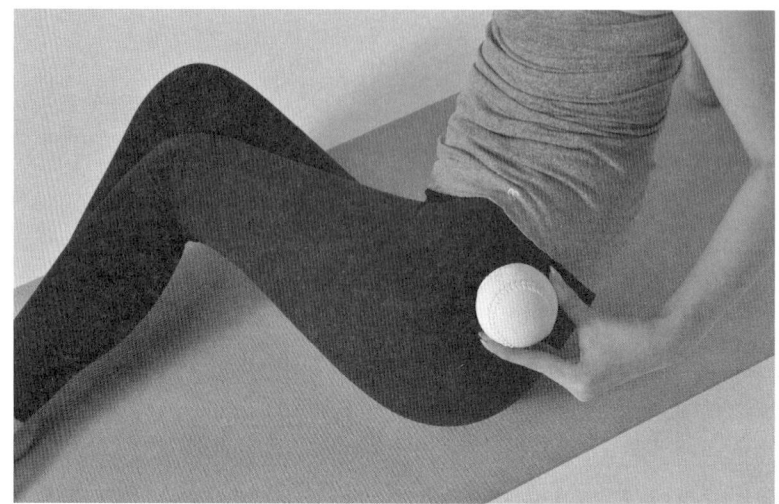

공은 26쪽에서 확인한 대로 첫째 손가락과 셋째 손가락 사이의 중둔근에 맞닿게 한다.

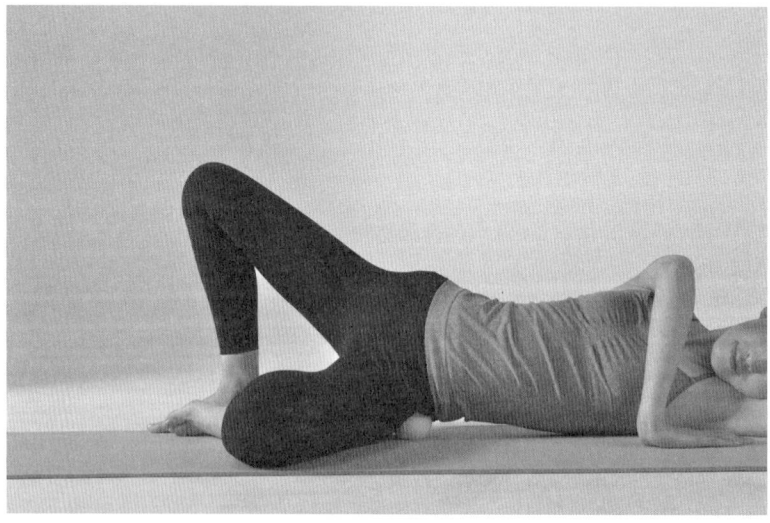

공위에 엉덩이를 올려 확인해 보자.

02
감각이 둔해서
모르고 지나친다

94쪽의 그림은 펜필드의 뇌지도로 몸의 감각 정보인 체성감각이 뇌의 어느 영역으로 투사되는지 나타내는 그림이다. 이 지도를 만든 캐나다의 뇌 외과 의사 와일더 펜필드는 간질 환자를 수술할 때 뇌에 전극으로 자극을 가하면 몸과 마음에 어떤 반응이 일어나는지 관찰했다.

뇌에는 통증이 느껴지지 않으므로 환자의 의식을 유지하기 위해 두피에 국소마취제만 주사한 채 수술을 집행했다. 수술대에 올라 뇌의 절반이 드러나도 환자의 의식은 평소와 같아서 뇌를 전극으로 자극했을 때 '손가락에 통증이 느껴진다' '무슨 소리가 들린다' '평소에 발작할 때의 느낌이다' 등 몸에 일어나는 반응을 환자에게 직접 확인할 수 있다. 뇌의 활동은 이러한 과정을 거치며 밝혀져 왔다.

뇌 영역에서 엉덩이 감각이 반영되는 부분은 매우 작다?!

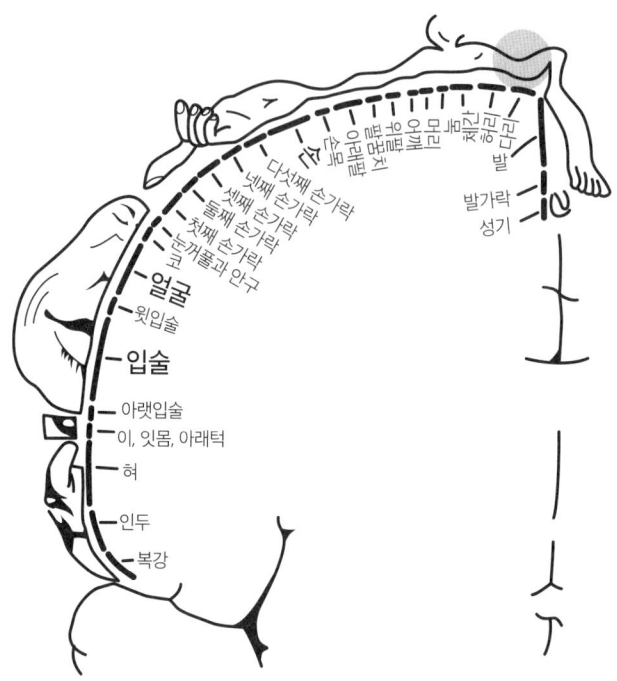

그림을 보면 손이나 손가락에 반응하는 뇌의 체성감각 영역이 전체의 4분의 1 정도를 차지하고 있다. 손이나 손가락은 우리 몸의 아주 작은 부분인데도 얼마나 섬세한 감각을 지녔는지 알 수 있다.

반면 엉덩이는 우리 몸에서 비교적 큰 면적을 차지하는 데 반해 감각이 반영되는 뇌의 영역은 매우 작다는 것을 알 수 있다.

주로 위팔이나 엉덩이에 주사를 놓는 이유도 통증이 적기 때문이다. 특히 엉덩이는 몸 전체에서 주사 부위로 가장 많이 선택될 만큼 감각이 둔한 곳이다.

그러다 보니 오랜 기간 몸을 지지해 온 엉덩이가 자신도 모르는 사이에 굳어져 있다는 사실을 알기란 쉽지 않다. 언제부터인가 여러 통증과 문제를 일으키는 원인이 엉덩이에 축적되고 있다는 사실을 모르고 지나치게 된다.

'삶은 개구리' 이야기를 알고 있는가? 물에 있던 개구리가 서서히 뜨거워지는 물의 온도를 느끼지 못하다 결국 죽음을 맞는다. 지금 처한 환경에 안주한 채 다가오는 변화에 대응하지 않으면 화를 당한다는 이야기다.

엉덩이도 마찬가지다. 엉덩이가 오랜 세월 동안 서서히 굳어 가고 있다는 사실을 모르고 지내면 엉덩이는 어느새 '삶은 개구리' 꼴이 되고 만다. 몸이 무거워 움직이기 힘들어지고 허리나 무릎의 통증이 나아지지 않는 증상을 '연골 손상'이나 '나이 탓'으로만 여기다 보면 엉덩이는 점점 더 방치당하게 된다. 이러한 환자가 실제로도 많이 있다.

하지만 안심해도 좋다. 엉덩이 마사지로 굳어진 부위를 부드럽게 풀어 줄 수 있다. 굳어있던 엉덩이가 부드러워지면 지금껏 잊고 지냈던 가벼운 몸을 되찾고 문제도 개선된다.

먼저 감각이 둔해서 잘 모르고 있던 엉덩이의 비밀부터 파헤쳐 보자. 비밀을 알고 나면 엉덩이를 변화시킬 수 있다.

우리 몸의 엉덩이는 9개?

우리 몸의 엉덩이는 몇 개일까?

"네? 당연히 1개잖아요."
"양쪽에 있으니까 2개인가?"

실제로 엉덩이에는 9개의 근육이 좌우대칭을 이루고 있다. 엉덩이 표면의 형태나 크기에는 관심을 가져도 그 안쪽에 있는 근육까지 생각해 본 적은 거의 없을 것이다.

여기서 엉덩이 근막을 소개하겠다. 알아두면 통증이나 문제의 진짜 원인을 이해하고 해결하는 데 큰 도움이 된다. 이제부터 잠시 동안 전문적인 설명을 들으며 엉덩이에 대해 알아보자.

엉덩이 근육에는 9 종류가 있다

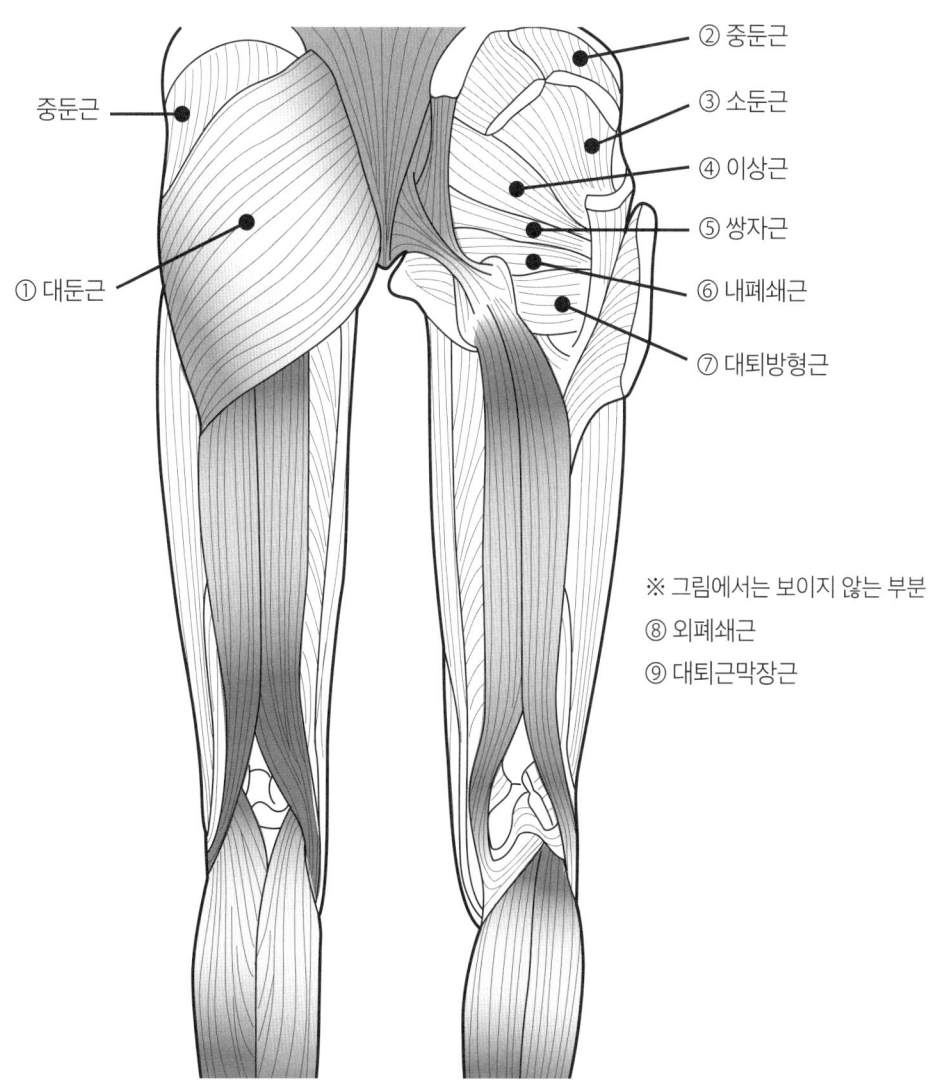

외울 필요는 없으니 안심해도 좋다.

❶ 예쁜 엉덩이로 만들어 주는 '대둔근'

대둔근은 우리 몸에서 가장 강하고 두꺼운 근육이다.

두 발로 걷는 인간의 대둔근은 상체를 세로로 곧게 일으켜 세우기 위해 네발 동물보다 더 많이 발달했다는 특징이 있다. 말처럼 다리 힘이 강한 동물도 대둔근은 그다지 발달하지 않았다.

인간의 기본 동작인 걷기, 뛰기 등 대둔근은 몸을 움직이는 큰 추진력을 발휘한다. 유명한 스포츠 선수일수록 대둔근이 많이 발달되어 있다.

반대로 평소에 많이 걷지 않는 사람이나 고령자는 대둔근이 약해져 있다. 나이가 들면서 움직임이 둔해지고 잘 걷지 못하는 상황을 피하려면 평소에 다리를 자주 움직여 대둔근을 많이 사용해야 한다. 많은 여성이 신경 쓰는 힙업에도 대둔근의 역할은 대단히 중요하다.

❷ 이족 보행의 핵심 '중둔근과 소둔근'

외우려 하지 않아도 중둔근은 PART 1에서 이미 친숙해졌을 것이다. 중둔근은 엉덩이를 마사지할 때 몸을 최상의 컨디션으로 만들어 주는 가장 중요한 부위다.

중둔근은 엉덩이 옆에서 작은 부채꼴 모양을 띠고 있다(23쪽 참조). 중둔근 밑에 숨어 있는 소둔근은 중둔근의 축소판처럼 모양과 역할이 비슷하다.

중둔근과 소둔근의 주요 역할은 좌우 골반의 균형을 안정시키는 일이다. 서 있을 때나 앉아 때나 항상 상체를 지지하고 있다. 이처럼 중둔근이

지지해 주고 있기 때문에 한 발로 서 있을 수 있다. 또 한 발로 서 있을 수 있기 때문에 다른 한 발을 앞으로 내미는 동작을 반복할 수 있다. 이렇게 반복되는 움직임이 바로 '걷기' 동작이다. 인간 활동의 기본인 걷기 동작을 하려면 중둔근의 지지가 반드시 필요하다.

❸ 무릎과 깊은 관련이 있는 '대퇴근막장근'

 엉덩이 옆에서 조금 더 앞쪽에 있는 근육인 대퇴근막장근은 허벅지 바깥쪽의 가장 튀어나온 부분 주변에 있다. 엉덩이보다 허벅지 일부라고 생각하기 쉽다. 계단을 오를 때 다리를 앞이나 옆으로 들어 올리는 것이 주요 역할이다. 엉덩이에 붙어 있으면서도 무릎을 안정시키는 데 필요한 매우 중요한 근육이다.

❹ 위아래로 많은 신경과 혈관이 지나가는 '이상근'

 천골에서 대퇴근으로 이어져 있는 근육인 이상근은 대둔근 아래의 깊숙한 곳에 자리하고 고관절을 안정시키는 역할을 한다. 우리 몸속에서 가장 굵은 신경인 좌골신경은 천골에서 이상근 아래로 지나간다.
 좌골신경통은 이상근 근막의 교착이 주요 원인이 되기도 한다.

❺ 보이지 않는 버팀돌 '외회전근(상하쌍자근, 내폐쇄근, 외폐쇄근, 대퇴방형근)'

 한 가지만 설명하려면 복잡해지므로 4개의 근육을 총칭하여 외회전근이라 한다. 외회전근은 엉덩이의 가장 깊은 곳에서 고관절을 안정적으로 지지하는 숨은 버팀돌이다. 좌골 주변에서 대퇴골로 이어져 있는 근육들을 말한다. 이상근과 함께 다리를 외전(발끝을 바깥쪽으로 회전)시키는 역할을 한다.

우리 몸의 엉덩이에는 이처럼 수많은 근육이 자리하고 있었다.

복잡한 인간의 엉덩이는 네발 동물은 흉내 낼 수 없는 다양한 동작을 가능하게 한다.

자유롭고 현란한 발의 움직임은 스포츠, 댄스, 격투기의 발동작만 봐도 충분히 알 수 있다.

골반의 옆과 뒤에 위치하는 엉덩이 근육은 골반을 지지하여 상체를 일으키고 두 발로 활동하는 데 없어서는 안 될 중요한 요소다.

두 발로 서는 인간만이 할 수 있는 동작을 실제로 가능하게 하는 것이 바로 엉덩이다.

엉덩이에 있는 9개의 근육은 바로 이것!

❶ 예쁜 엉덩이로 만들어 주는 '대둔근'

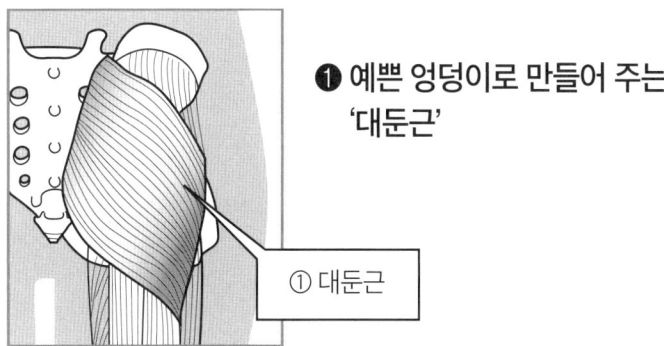

① 대둔근

❷ 이족 보행의 핵심 '중둔근과 소둔근'

② 중둔근

③ 소둔근

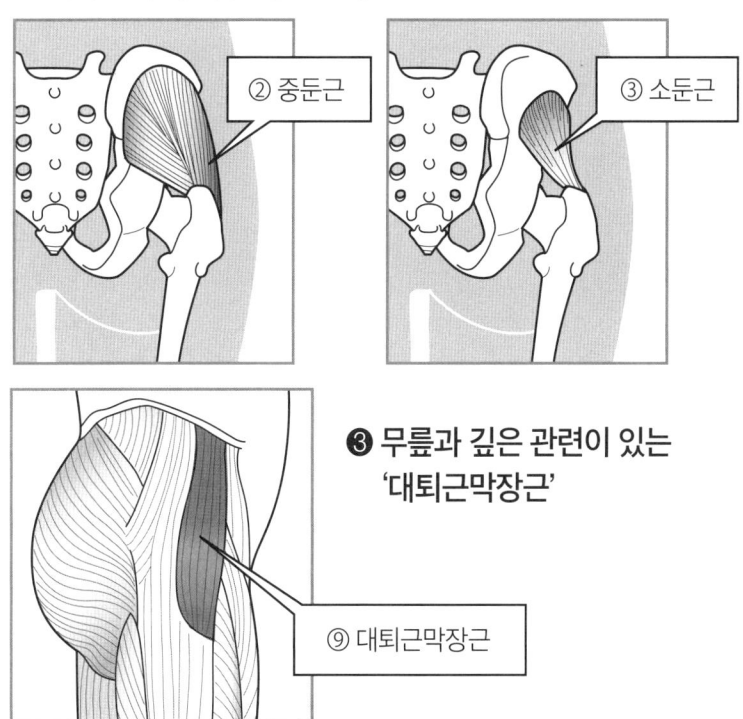

❸ 무릎과 깊은 관련이 있는 '대퇴근막장근'

⑨ 대퇴근막장근

❹ 위아래로 많은 신경과 혈관이 지나가는
   '이상근'

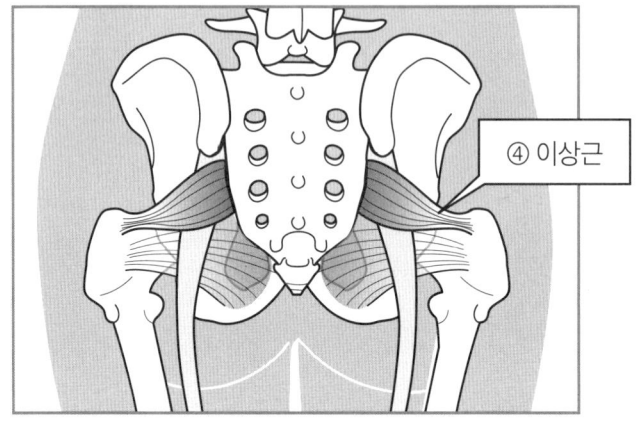

❺ 보이지 않는 버팀돌 '외회전근(상하쌍자근,
   내폐쇄근, 외폐쇄근, 대퇴방형근)'

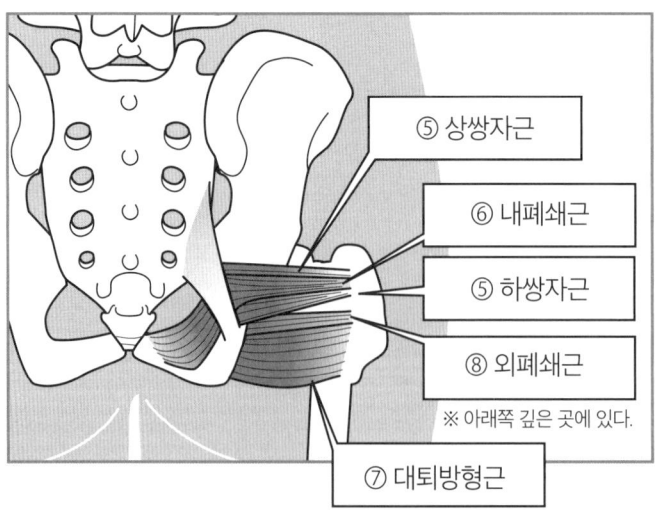

엉덩이가 골반을 지지한다

이제 우리 몸의 뼈가 어떻게 구성되어 있는지 전체 골격을 살펴보자.

먼저 몸의 중심부에 있는 골반에 주목해 보자. 골반은 바닥이 뚫려 있는 그릇 모양으로 두 다리 위에 올려져 있다. 두 다리 위에 올려져 있는 것만으로도 불안정한 골반 위에 추골(등뼈)과 넓은 상체가 얹혀 있다.

이번에는 조금 더 확대해서 골반과 고관절을 살펴보자.

골반은 3개의 뼈가 조합되어 이루어진다(104쪽 그림 ① 참조).

그림처럼 정중앙에 있는 천골(엉치뼈)을 2개의 관골(궁둥이뼈)이 감싸고 있는 형태로 조합되어 있다.

이 2개의 관골에는 움푹 들어간 구멍이 있는데, 그곳에 대퇴골(허벅지뼈)이 끼워 맞춰져 있다. 바로 이 부분이 고관절이다.

두 다리 위에 있는 골반은 몸의 토대가 된다

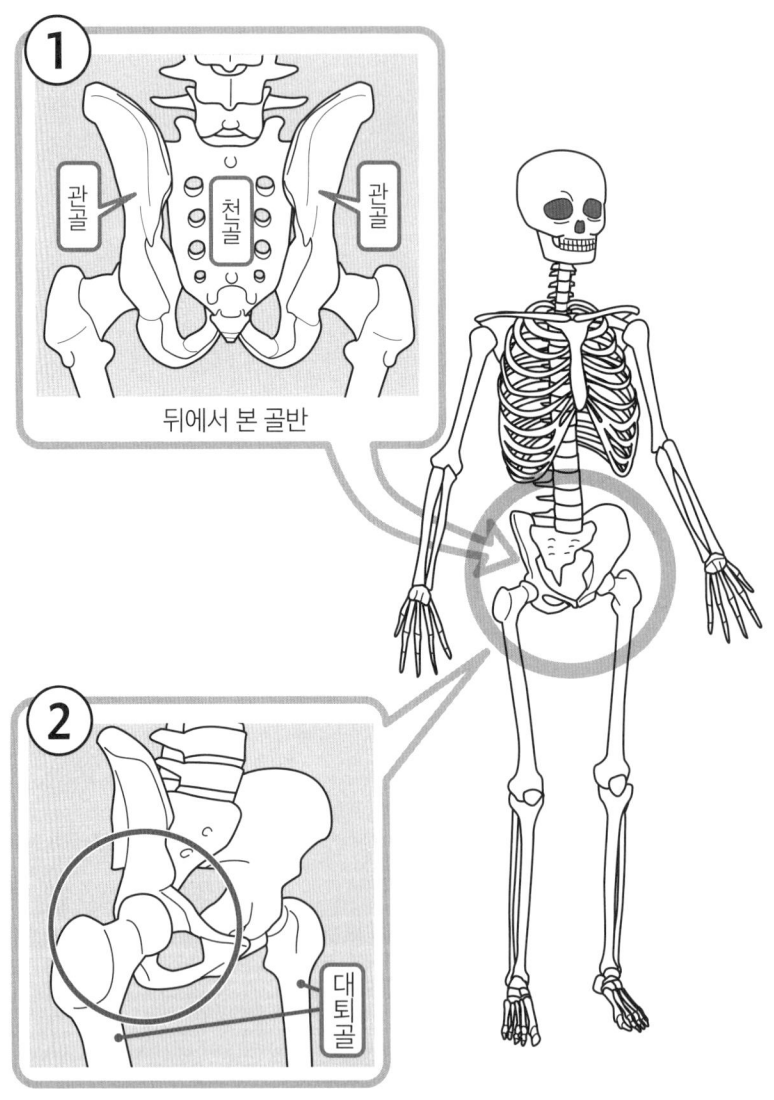

① 관골 / 천골 / 관골
뒤에서 본 골반

② 대퇴골

다음으로 고관절을 주목하자(104쪽 그림 ② 참조).

골반의 움푹 들어간 구멍에 허벅지 뼈인 대퇴골의 둥근 머리가 끼워져 있다. 구멍 안에 붙어 있는 연골이 구멍을 더 깊게 만들고 대퇴골의 둥근 머리를 덮어 대퇴골을 빠지지 않게 한다. 그러나 사실 골반 구멍은 연골이 없으면 대퇴골이 딱 들어맞을 정도로 깊지 않다.

오히려 골반 구멍이 깊지 않고 둥근 머리가 자유롭게 움직일 수 있어서 9개의 엉덩이 근육을 사용해 다양한 동작이 가능한 것이다. 울퉁불퉁한 지면 위에서도 균형을 잃지 않고 두 발로 서서 움직일 수 있는 이유는 이 둥근 고관절 위에서 골반이 기울거나 회전하며 적응해나가기 때문이다.

⦿ 기울어지기 쉬운 불안정한 골반

골반은 기울어지기 쉬운 구조로 이루어져 있다.

엉덩이 근막이 지지하지 않으면 매우 불안정하게 흔들리는 모습이 상상된다.

좌우의 불균형한 힘이 두 관골에 영향을 미치면 좌우 관골이 뒤틀리고 천골과 관골을 잇는 천장관절(엉치 엉덩 관절)이 어긋나게 된다. 또 전신의 변형을 유발하고 요통이나 무릎 통증과 같은 증상의 원인이 되기도 한다.

둥근 고관절 위에서 자유롭게 움직이는 골반은 우리 몸을 원활하게 움직이는 데 가장 중요한 요소로 작용한다. 천골을 중심으로 골반을 움직이면 위아래로 이어져 있는 상체와 하체가 함께 움직이기 때문이다. 무술에서 말하는 단전이 천골 앞쪽의 하복부에 있다는 것도 알 수 있다. 골반을 자유롭게 움직이는 것이 몸을 마음껏 사용하는 비결이다.

반면 골반이 잘 움직이지 않거나 기울어지면 몸 전체를 움직이기 힘들고, 기울어진 몸속에서 내장과 신경의 기능, 혈액과 림프액의 흐름도 나빠지게 된다.

바꿔 말하면 이 불안정한 골반이 두 다리로 걷거나 뛰고 옆이나 뒤로 움직이고 한 자리에서 회전하거나 전후좌우로 발차기하는 등 네발 동물은 하지 못하는 인간만이 할 수 있는 운동을 가능하게 하는 것이다.

하지만 이 불안정한 골반도 지지대가 필요하다. 그 역할을 담당하는 것이 바로 엉덩이 근막이다. 그중에서도 특히 중둔근 근막은 골반을 지지하는 데 가장 중요한 역할을 한다.

이 중둔근이 몸의 균형을 바로잡고 통증이나 문제를 해결하는 열쇠가 된다.

05
골반은
내장을 받치는 그릇

　골반은 대야와 같은 그릇 모양으로 복부의 내장을 차곡차곡 담아 지지하는 역할을 담당한다. 양옆과 뒤쪽은 뼈가 벽처럼 둘러싸고 있지만, 앞쪽은 뼈가 없으므로 부드러운 복벽(배벽)이 내장을 지지한다. 그래서 골반이 앞으로 기울어지면 지지하던 내장도 같이 앞으로 쏠려서 배가 나오게 된다. 체중을 줄여도 배가 들어가지 않는 이유가 여기에 있다.

　앞으로 쏠리거나 옆으로 기울어지면 내장이 압박을 받아 혈류가 나빠지고 활동이 둔해진다. 위장 문제, 변비, 복부 냉증, 생리통이나 생리불순과 같은 증상도 쉽게 나타난다. 실제로 대개 이때 복부 팽만감이 심해진다.

　골반의 균형이 바로잡혀 있다면 내장은 원활하게 활동할 수 있다.

골반의 균형이 바로잡혀 있다면 내장은 원활하게 활동한다

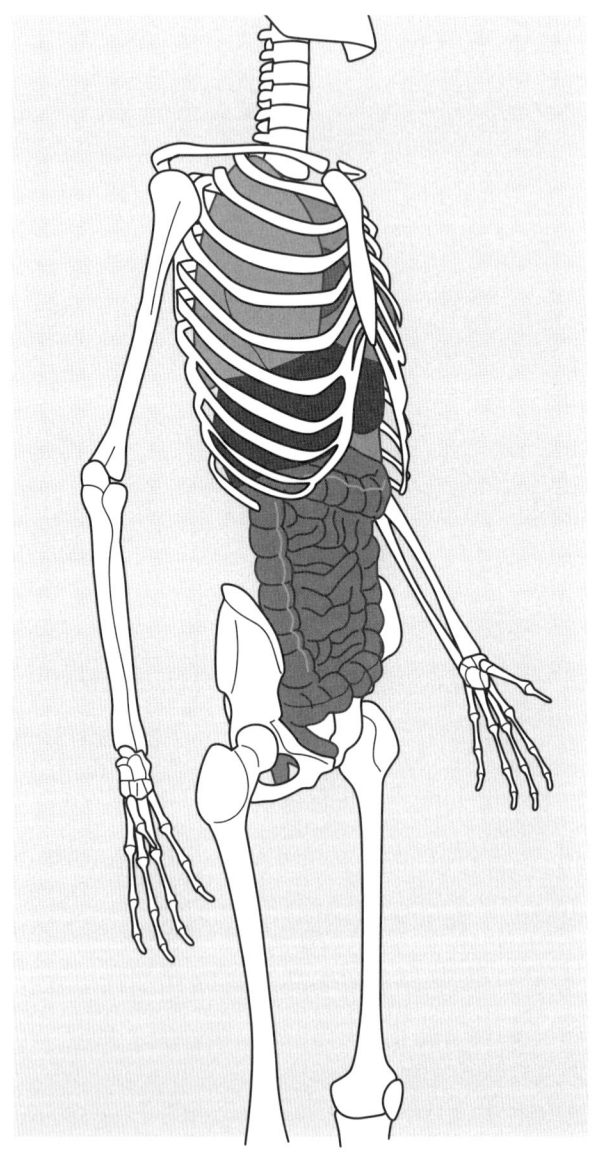

◉ 몸의 토대, 골반

골반의 천골 위에는 모두 24개의 등뼈인 추골이 쌓아 올려져 있다(110쪽 그림 ① 참조).

이 추골의 가장 윗부분에는 머리가 올려져 있고 추골에서부터 뻗어 나간 늑골은 내장을 감싸고 있다. 양 겨드랑이에는 견갑골(어깨뼈)이 붙어 있고 두 팔이 매달려 있다. 추골 중심부에는 뇌에서 뻗어 나온 척수신경이 지나므로 각 추골 사이를 거쳐 신경이 온몸으로 퍼져나간다. 천골 위에는 상체의 모든 기관이 연결된 상태로 올려져 있는 것이다.

그래서 천골을 중심으로 골반이 기울어지면 상체 전체가 틀어진다.

추골이 틀어지면 신경의 통로가 가로막히고, 늑골(갈비뼈)이 틀어지면 심장에 부담이 가해져 호흡이 짧아진다. 머리가 기울어지면 심장에서 목을 지나 뇌로 흐르는 혈류가 나빠진다.

하지만 골반이라는 토대가 안정되어 있으면 상체도 안정적으로 원래의 위치를 유지할 수 있으므로 여러 기능이 원활하게 이루어진다.

천골의 윗부분과 4, 5번 허리뼈(요추)는 상체의 무게가 집중되기 쉬운 부분이다. 그래서 이 부위에 요추 추간판 탈출증이나 전위증 등의 질환이 빈번하게 발생한다.

앞서 설명한 대로 상체의 모든 기관을 지지하는 천골은 두 관골 사이에 위치한다. 이 천골과 관골이 만나는 부위를 천장관절이라 한다(110쪽 그림 ② 참조).

몸의 토대인 골반이 기울어지면 몸 전체가 틀어진다

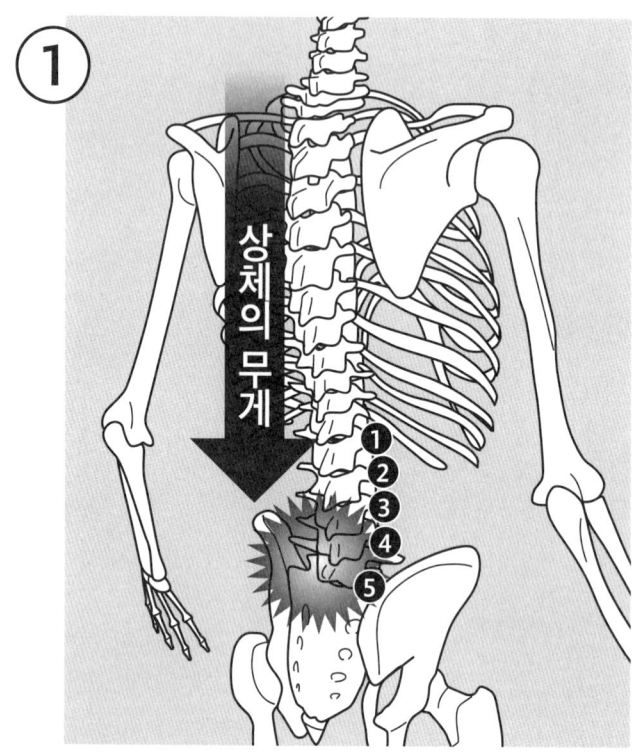

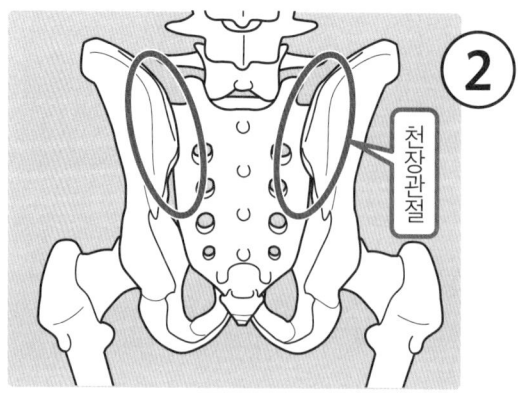

천장관절은 활동하지 않는 관절로 불리지만 실제로는 살짝 어긋나거나 막힐 때가 있다. 단단한 인대에 걸려 있는 천골은 상체에 실리는 하중이 커질수록 두 관골 사이에 유지되는 시스템으로 만들어져 있다. 그래서 오랜 시간 같은 자세로 부담이 가해지면 천장관절이 닫힌 상태로 굳어지기 때문에 요통을 일으키는 원인이 되기도 한다.

골반은 1개의 천골과 2개의 관골로 구성되어 있고 두 다리의 대퇴골 위에 올려져 있어 기능적이면서도 쉽게 변형이 일어나는 부분이기도 하다.

엉덩이 근막은 골반을 지지하는 중요한 역할을 담당하고 있다. 천장관절이 변형되거나 고관절 위에서 관골이 기울어진 채 회복되지 않는 이유는 엉덩이 근막이 교착되어 장력의 균형이 무너졌기 때문이다.

엉덩이 근막 중에서도 특히 중둔근 근막의 균형을 바로잡으면 골반 틀어짐이 개선되어 몸의 효율적인 기능을 되찾을 수 있다.

오랜 시간
앉아 일하면서 딱딱해진 엉덩이

"나 항상 앉아서 일하는데?!"

마음속으로 이렇게 외친 당신의 엉덩이는 분명 굳어있다.

서 있을 때나 앉아 있을 때나 한 자세로 가만히 있으면 항상 상체를 지지하고 있는 중둔근 근막이 더 딱딱하게 굳어지기 때문이다.

필자의 치료원에는 다양한 직종의 환자가 찾아오는데 엉덩이가 가장 굳어있는 환자는 사무직 여성들이다. 물론 남성도 마찬가지다. 혹독하게 트레이닝을 하는 운동선수보다 더 굳어있어서 오히려 운동선수의 근막이 더 쉽게 풀어질 정도다. 움직이는 사람보다 움직이지 않는 사람의 엉덩이가 더 쉽게 굳어진다.

앉아 있는 자세의 유형은 두 가지로 나눌 수 있다. '둥글게 말린 자세'와 '곧게 뻗은 자세'다. 자세에 따라 근막이 교착하는 방법이 달라진다.

둥글게 말린 자세는 허리와 등이 구부러진 상태로 앉아 상체가 구부러지면서 목과 머리가 앞으로 돌출된다. 이 자세가 흔히 말하는 '일자목 증후군'을 유발한다. 골반이 뒤로 쓰러지고 중둔근 뒤쪽 근막의 교착이 심해져 엉덩이에서 무릎 뒤 아래로 이어진 허벅지 뒤쪽 근육인 햄스트링의 근막까지 굳어진다.

그래서 둥글게 말린 자세로 앉아 있던 사람이 일어서면 중둔근과 햄스트링의 근막이 골반을 끌어당겨 후방 경사처럼 몸의 중심 라인이 앞쪽으로 나온다. 상체는 둥글게 말리고 머리는 앞으로 돌출된다.

반면 곧게 뻗은 자세는 허리와 등이 꼿꼿이 세워져 있어 바른 자세처럼 보인다. 그러나 앉아 있으면 중둔근 앞쪽의 대퇴근막장근과 겹치는 부분에 자리한 근막이 수축되고 딱딱해진다. 등이 곧추선 것처럼 보이지만 등에서 허리까지의 근육인 척추기립근의 근막은 긴장되고 굳어있다. 게다가 허리뼈에서부터 복부의 깊숙한 곳을 지나 허벅지 뼈까지 이어지는 근육인 장요근 근막도 수축되고 딱딱해진다. 그래서 곧게 뻗은 자세로 앉아 있던 사람이 일어서면 골반은 전방 경사가 된다. 흔히 말하는 '휜 허리'다. 근막이 교착되어 허벅지는 땅기고 무릎은 펴기 힘들어진다. 힐을 신었을 때 무릎이 구부러지는 사람은 이러한 경향이 있기 때문이다.

좌우 어느 쪽에 기대고 있는지 컴퓨터 화면이 정면에 있는지 오른쪽이나 왼쪽에 있는지 등에 따라서도 자세가 달라지지만, 이 두 가지 자세 유형 중 어느 한쪽에 반드시 해당한다.

앉은 자세로 일하면서 중둔근 근막이 교착되면 자세가 삐뚤어지고 하

둥글게 말린 자세는 일자목 증후군을 유발한다

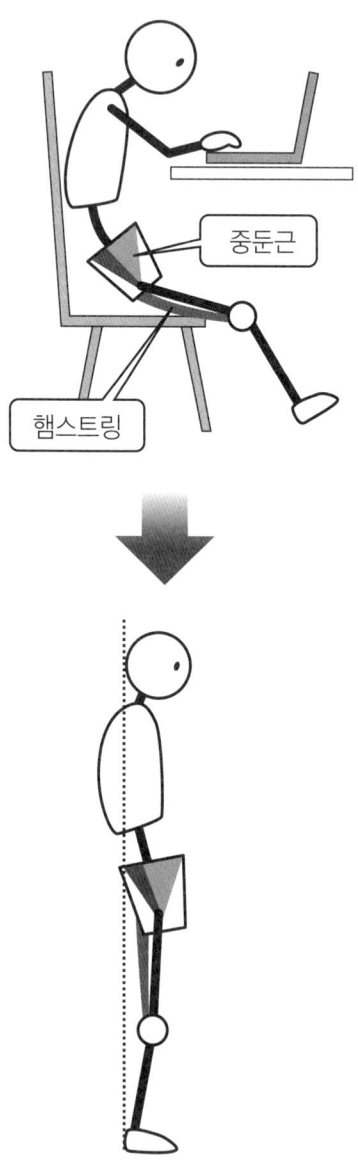

바른 자세에서도 근막은 굳어진다

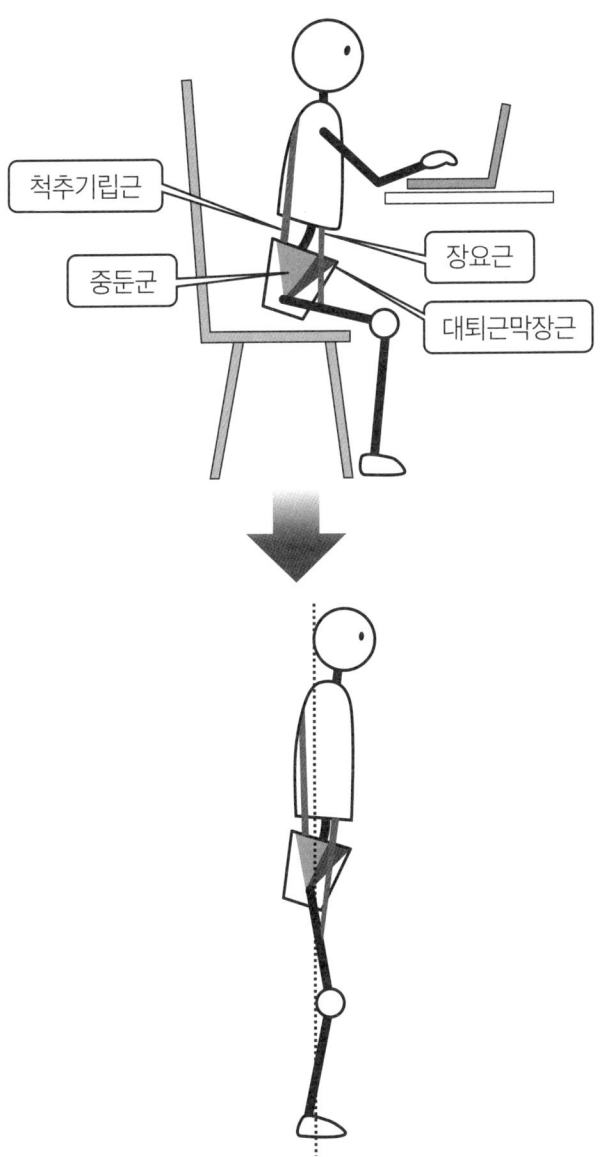

체로 공급되는 혈류가 나빠져 어깨 결림은 물론 요통, 무릎 통증, 냉증, 부종, 생리통 등 여러 증상의 원인이 된다.

앉아서 일할 때 근막이 굳어지는 가장 큰 원인은 컴퓨터 화면을 계속 쳐다보면서 꿈쩍도 안 하는 상태가 오랜 시간 계속되는 데 있다. 움직이지 않으면 혈류가 나빠지기 때문이다.

근막은 지속적인 장력을 받으면 교착이 심해진다. 실제로 필자도 시술을 하면서 일상생활 속 자세에 항상 영향을 받는 부위나 활동이 적은 부위의 근막이 교착되기 쉽다는 사실을 체감하고 있다.

흥미로운 사실은 평소 일이나 스포츠를 할 때 오랜 시간 어떤 자세를 유지하는지, 몸을 어떻게 사용하는지에 따라 근막이 교착되는 부위가 결정되고 몸이 변형되는 방법도 달라진다는 것이다.

몸에 변형이 일어나지 않도록 자세를 바르게 유지하는 것이 중요하다고는 하지만 일반적으로 말하는 바른 자세를 유지한다 해도 그 상황에서조차 결국은 굳어진다. 바른 자세를 유지하는 일은 그저 힘든 훈련일 뿐이다. 또 스포츠를 할 때 같은 동작을 반복해도 중둔근 근막은 굳어진다.

결국, 사람은 활동하는 한 무엇을 하든지 중둔근 근막은 굳어질 수밖에 없다. 몸의 자세를 바로잡고 통증과 문제가 일어나지 않도록 하려면 특별한 방법으로 교착된 중둔근 근막을 이완시켜야 한다.

그 방법이 바로 '엉덩이 마사지'다. 엉덩이를 주물러서 중둔근의 교착을 해소하면 딱딱한 조청이 서서히 휘저을수록 부드럽게 풀어지듯 몸도 유연하게 풀어진다.

07
처지는 엉덩이, 처지지 않는 엉덩이

 엉덩이가 처지는 이유는 나이가 들면서 근력이 저하되거나 지방이 많아지기 때문이다.
 엉덩이 뒤쪽에 있는 두꺼운 근육인 대둔근은 엉덩이 뒤쪽 전체를 끌어올린다. 그래서 대둔근의 근육 량이 줄면 엉덩이 볼륨과 탱탱한 탄력이 사라진다. 근력 저하로 끌어올리는 힘이 약해지면 엉덩이는 중력을 이기지 못하고 처지고 만다.
 또 지방이 많아져도 중력의 영향을 받아 처지게 된다. 지방은 엉덩이뿐 아니라 몸 어디에서나 마찬가지다. 이것이 엉덩이가 처지는 일반적인 원인이다.
 그리고 잘 알려지지 않은 원인이 하나 더 있다. 바로 중둔근 근막의 교착이다.

앞서 여러 차례 이야기한 대로 중둔근 근막은 항상 우리 몸을 지지하고 있어서 어느새 긴장감이 심해지고 딱딱하게 굳는다. 굳어진 채로 솟아오르기 때문에 옆으로 넓게 퍼진다. 실제로 처지는 엉덩이를 신경 쓰는 사람은 대부분 엉덩이의 옆넓이까지 걱정한다. 엉덩이 옆 라인을 만져 보면 의외로 엉덩이 뒤쪽보다 지방이 적고 단단하며 땅기는 느낌이 강하다는 것을 알 수 있다.

다음으로 엉덩이 옆의 허벅지 쪽으로 가장 튀어나온 부분을 만져 보면 뼈가 있다. 허벅지 뼈인 대퇴골의 대전자라는 부분이다. 대전자는 약간 뒤쪽으로 기울어져 있는 것이 이상적인데 중둔근 근막의 교착이 대전자를 앞쪽 위로 당겨 밖으로 돌출시킨다.

두 발을 딱 붙이고 선 상태에서 엉덩이 옆을 만지면서 바닥을 딛고 있는 두 발을 양옆으로 벌려 힘을 주면, 대전자가 옆으로 돌출되고 중둔근이 딱딱하게 솟아오르는 것이 느껴진다. 엉덩이 뒤에 있는 대둔근은 골반 뒤쪽에서 비스듬히 아래로 이어져 대퇴골의 대전자 밑에 위치한다. 그래서 중둔근 근막이 교착되어 대전자가 바깥쪽으로 당겨지면 대둔근이 아래쪽으로 비스듬히 당겨져 쉽게 처지는 것이다. 특히 대둔근이 얇고 안짱다리인 여성*은 엉덩이 옆 라인이 튀어나오고 뒤쪽이 납작하게 눌려 사각 엉덩이가 되기 쉽다.

또 엉덩이가 딱딱해지면 혈류가 나빠지고 림프 순환이 저하되어 지방이

---

*원문에는 '일본 여성'으로 되어 있으나, 한국 여성과 일본 여성의 생활습관과 문화가 대체로 유사하므로 근육의 발달이나 변형 정도가 비슷하다고 판단되어 '여성'으로 일반화했습니다.(옮긴이 주석)

중둔근 근막의 교착이 엉덩이를 처지게 한다

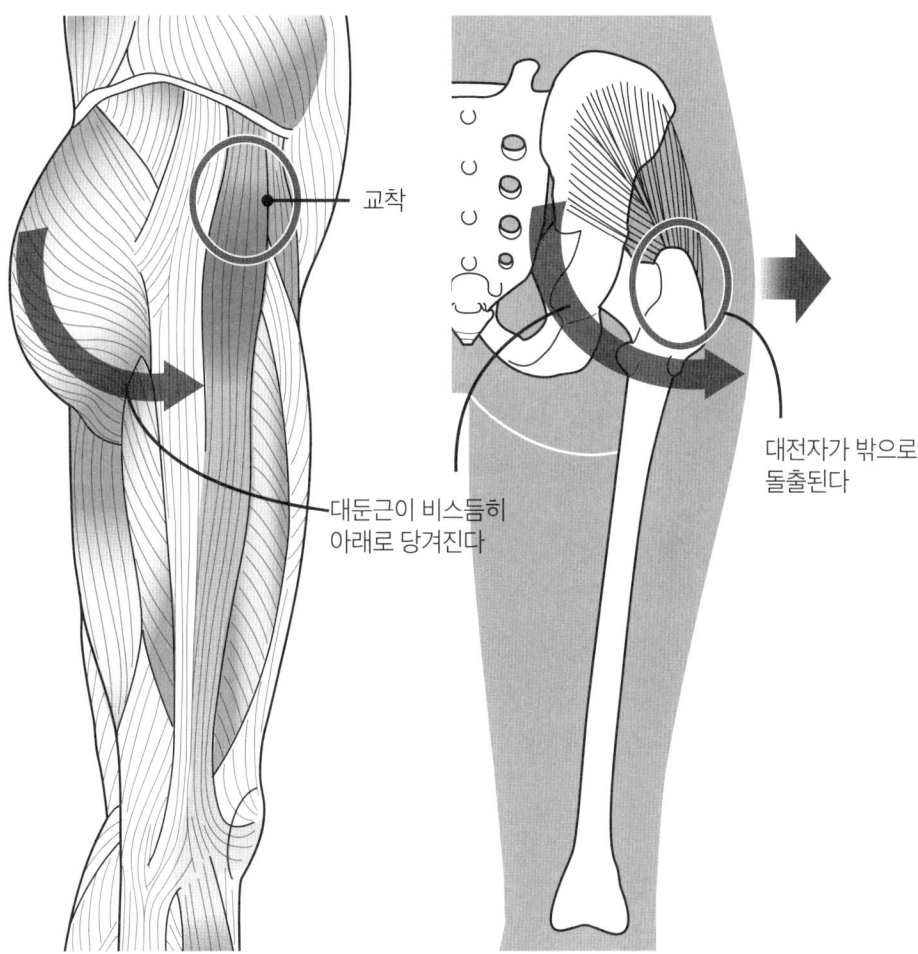

교착

대둔근이 비스듬히 아래로 당겨진다

대전자가 밖으로 돌출된다

잘 쌓이는 원인이 된다.

처지지 않는 엉덩이를 만드는 효과적인 방법은 가장 먼저 중둔근 근막의 교착을 개선하는 일이다. 실제로 개인차는 있으나 필자의 시술을 받으면 힙사이즈가 3센티 정도 줄어든다. 중둔근 근막의 교착을 이완시켜 엉덩이 옆 라인의 긴장감이 풀어지면 대전자가 비스듬히 뒤쪽으로 자리 잡혀 돌출되지 않기 때문이다. 비스듬히 아래로 당겨진 대둔근도 위로 솟아오른다.

물론 이렇게 한다고 해서 지방이 빠지는 것은 아니므로 처지지 않는 엉덩이를 만들려면 먼저 중둔근 근막의 교착을 개선하여 엉덩이 라인을 정리한 후 지방을 연소시키는 유산소 운동이나 힙업 대둔근 운동('엉덩이 들어올리기' 42쪽 참조)을 하는 것이 효과적이다.

골반 중심 트레이닝

에어로빅 선수였던 시절, 체력 단련을 위한 웨이트 트레이닝 동작에서 골반 중심의 트레이닝 동작으로 전환했더니 몸의 움직임이 크게 개선된 적이 있다.

갑자기 적은 힘으로 가벼우면서도 빠르고 크게 움직일 수 있게 돼서 감탄했던 기억이 난다.

하지만 이 감각을 머리로 이해하는 것이 아니라 몸으로 느끼기까지는 꽤 오랜 시간 꾸준한 트레이닝이 필요했다. 그때 했던 트레이닝 중에 복근으로 상체를 내렸다가 올라오는 동작을 1세트 실시하는 데 4분이 걸린 적이 있다.

허리부터 목 뒤의 추골 16개를 하나하나 바닥으로 내렸다가 다시 올라오는 동작이다.

하나의 추골이 바닥에 닿을 때마다 8초간 유지한다. 8초×16개=128초이므로 약 2분 동안 상체를 내렸다 다시 2분 동안 올라오는 동작까지 1세트에 약 4분이 소요된다. 추골의 어느 부분이든 몸을 확실히 지지할 수 있는 안정감을 키워 동작이 흔들리지 않고 힘이 원활하게 전달되는 몸을 만들기 위한 동작이다. 이 동작을 2세트 반복하므로 총 8분이 소요된다.

또 허리를 옆으로 틀어 오른쪽과 왼쪽을 번갈아가며 2세트 실시한다. 이 복근 운동을 하는 데만 24분이 걸린다. 이렇게 1시간 반 정도 트레이닝을 한 후 본 연습을 시작한다.

그렇게 혹독한 트레이닝을 거쳤기 때문에 골반으로 몸을 원활하게 움직이는 감각과 체간의 힘을 기를 수 있었던 것 같다. 그때 당시에는 선명한 식스팩도 있었는데 치료사가 되고 나서 10년 이상 트레이닝을 쉬었더니 어느새 복근은 자취를 감추고 지금은 늘어진 술배만 점점 커지고 있다. 현역 선수 시절보다 체지방으로만 몸무게가 8kg 불어난 지금도 인스트럭터로 에어로빅 레슨을 하며 활동적으로 움직일 수 있는 것은 골반 중심의 움직임이 몸에 배어 있기 때문이다.

골반과 엉덩이 근막은 몸의 기능을 유지하는 데 정말 중요한 부분이다. 사실 인스트럭터라면 단단한 복근쯤은 갖고 있어야…….

근막 컨디셔닝 체험 후기 ③

마사지를 받고 나면 몸이 편해지고 다리의 움직임이 완전히 달라진다

노야마 게이코(가명, 40대)

이곳을 다니기 시작한 지는 벌써 12년쯤 되었습니다.

대학생 때부터 라켓 경기를 시작했는데 트레이닝으로 몸에 부담이 심해져 '요추 추간판 탈출증' 진단을 받았습니다. 그때는 정형외과에 다니고 있었고요.

어느 날 라켓 경기 파트너에게 '엉덩이를 전문적으로 풀어주는 좋은 선생님이 있다'는 추천을 받았습니다. 엉덩이가 중요하다는 사실은 이미 체감하고 있던 터라 바로 찾아갔지요. 그 전에도 다른 곳에서 여러 차례 마사지를 받았는데 이렇게 제대로 풀어주는 곳은 없었습니다.

마사지를 처음 받을 때는 엉덩이가 너무 굳어있어선지 통증이 잘 안 느껴지다가 표면이 이완되면서 점점 깊은 곳의 통증이 느껴지기 시작했습니다. 지금은 몸 상태를 유지하기 위해 2주에 한 번씩 마사지를 받고 있고, 허리 통증은 이미 완전히 사라졌습니다.

　마사지를 받고 나면 몸이 편해지고 해방감을 느낍니다.

　경기할 때 발의 움직임도 완전히 달라졌고요. 움직임이 너무 좋아져서 넘치는 에너지를 주체하지 못해 가끔 벽에 부딪히고 다치기도 하는 웃지 못 할 해프닝이 생길 정도랍니다.

　주말에는 1회에 3~4시간씩 연습하고 평일에는 사무직이라 쭉 앉아만 있다 보니 허리에 계속 무리가 가서 앞으로도 계속 다닐 생각입니다. 마사지를 못 받는다니 지금은 상상도 할 수 없는 일입니다.

PART 4

엉덩이에
숨어 있는
원인을 해결하면
증상이
완화된다

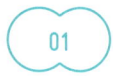

엉덩이 마사지의
직접적인 효과와 간접적인 효과

엉덩이 근막의 교착을 해소하면 몸의 여러 증상이 개선된다. 엉덩이 근막이 교착되면 전신의 토대인 골반이 틀어질 뿐 아니라 전신에 이어져 있는 근막 가운데 엉덩이 근막의 영향력이 가장 크기 때문이다.

우리 몸에 나타나는 증상은 엉덩이 근막의 교착이 직접적으로 영향을 미치는 증상과 간접적으로 영향을 미치는 증상 두 가지로 나뉜다.

엉덩이 근막의 교착이 직접적으로 영향을 미치는 증상은 다음과 같다.

- 요통(허리 삐끗, 요추 추간판 탈출증, 좌골신경통, 허리 땅김, 묵직함 등)
- 무릎 통증(변형성 무릎관절증, 원인불명의 통증, 구부러지지 않음)
- 냉증, 부종

- 생리통, 생리불순, 남성과 여성의 불임증 등

이러한 증상을 개선하려면 엉덩이 근막 치료에 집중해야 한다.

반면 엉덩이 근막의 교착이 간접적으로 영향을 미치는 증상은 다음과 같다.

- 어깨 결림, 사십견, 오십견
- 편두통
- 위장기능 저하
- 스포츠 퍼포먼스 향상 등

이러한 증상을 개선하려면 엉덩이 외에도 원인으로 작용하는 다른 부위의 교착된 근막을 중점적으로 이완시켜야 한다. 하지만 엉덩이 근막을 먼저 집중적으로 치료해야 빠른 개선 효과를 얻을 수 있다.

예를 들면 사십견과 오십견은 목과 어깨 근막에 원인이 있지만, 엉덩이 근막의 교착을 이완시키면 더 빠르게 개선된다.

요통은
왜 생길까

요통은 엉덩이 근막이 교착되면서 발생하는 네 가지 원인 때문에 나타난다.

❶ 틀어진 골반을 지지하는 허리 근막에 피로가 쌓인다
❷ 엉덩이 근막과 이어져 있는 허리 근막이 팽팽하게 당겨진다
❸ 천장관절이 어긋나거나 막힌다
❹ 움직이지 않으면 근막이 굳어지고 혈류가 나빠진다

위의 네 가지 중 원인이 무엇인가에 따라 요통의 증상이 달라진다. 하나의 원인이 발생하면 다른 원인도 함께 발생하는 관계로 이루어져 있다(그림 Ⓐ).

엉덩이 근막의 교착이 요통을 유발한다

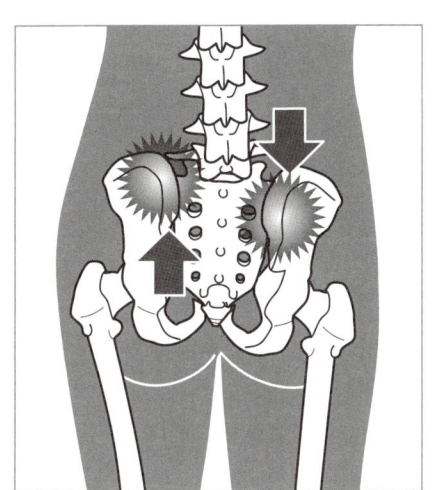

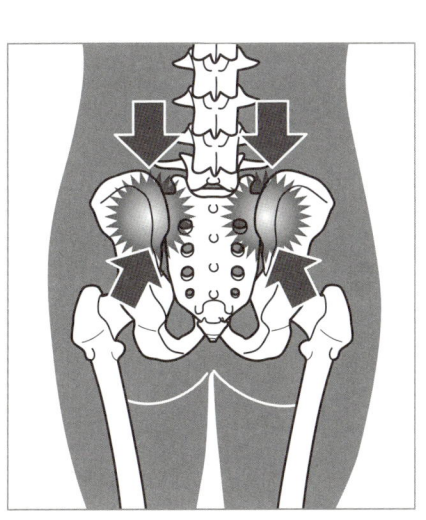

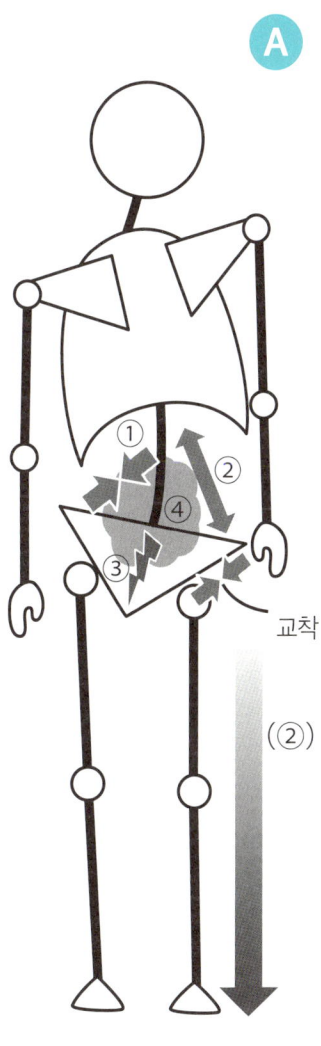

그림 Ⓐ는 오른쪽 중둔근의 근막이 교착된 경우다. 실제로는 왼쪽 중둔근 근막의 교착이 심하거나 양쪽의 교착이 모두 심하거나 엉덩이의 다른 근막의 교착이 심하거나 하는 다양한 유형이 있는데, 주로 교착이 가장 심하게 나타나는 중둔근이 몸에 미치는 영향을 간단히 그림으로 나타낸 것이다.

❶ 틀어진 골반을 지지하는 허리 근막에 피로가 쌓인다

오른쪽 중둔근 근막이 교착되어 골반이 틀어졌다고 가정해 보자. 우리 몸의 토대가 되는 골반이 오른쪽으로 기울어지므로 중력의 영향을 받으면 상체가 오른쪽으로 쓰러지게 된다. 상체가 쓰러지지 않도록 왼쪽의 허리 근육과 근막이 긴장한 상태로 계속 지지해야 한다. 그러다 보면 왼쪽 허리에 피로가 쌓이고 허리 근막이 교착된다. 왼쪽 허리에는 뻐근함과 묵직함이 느껴지고 통증이 발생한다. 자신도 모르는 사이에 긴장감이 쌓이면 사소한 일로도 갑자기 극심한 통증이 나타나기도 한다.

❷ 엉덩이 근막과 이어져 있는 허리 근막이 팽팽하게 당겨진다

엉덩이 근막의 교착이 이어져 있던 허리의 근막을 당겨 긴장감을 발생시키고 땅기거나 굳어지게 한다. 근막은 손뜨개 스웨터처럼 전체가 연결되어 있기 때문이다. 허리 근막의 긴장감은 극심한 통증보다 몸을 움직이기 어려워지거나 뻐근함과 묵직함이 느껴진다는 특징이 있다. 엉덩이 근막이 교착된 상태에서는 아무리 허리를 이완시켜도 증상은 해소되지 않지만, 엉덩이 근막의 교착을 해소하면 허리가 씻은 듯이 가벼워진다.

❸ 천장관절이 어긋나거나 막힌다

엉덩이 근막이 교착되면 골반이 기울어지고 천장관절도 변형된다. 기울어지지 않더라도 오랜 시간 상체의 무게를 받치다 보면 천장관절이 막히기도 한다(그림 Ⓑ).

천장관절 라인을 따라 근막의 교착을 만져 보면 이 상태의 특징을 확인할 수 있다. 전굴이나 후굴 자세를 취할 때 허리의 움직임을 제한하거나 통증을 일으킨다. 계속 앉아 있거나 서 있는 등 오랜 시간 가만히 있다 움직이기 시작할 때도 통증이 나타난다. 또 갑자기 허리를 삐끗한 것과 같은 통증이 나타나기도 하는데 엉덩이 근막의 교착이 계속 축적되었기 때문이다.

❹ 움직이지 않으면 근막이 굳어지고 혈류가 나빠진다

병상에 누워 있거나 골절로 깁스를 하는 등 오랫동안 몸을 움직이지 않으면 근막이 굳어진다. 근막이 굳어지면 뻐근함과 묵직함을 느끼거나 움직일 때 통증이 나타난다. 마찬가지로 허리 근막도 움직이지 않으면 굳어져서 통증이 생기기도 한다.

근막이 굳어지면 혈류가 나빠지고 산소와 영양도 원활하게 공급되지 않는다. 그러면 근육과 근막이 점점 더 굳어지는 악순환이 발생한다.

❶~❸ 유형에서도 근막이 굳어져 혈류가 나빠진다. 통증이 없는 범위 내에서 틈틈이 몸을 움직여야 혈류가 개선되고 굳어진 근막도 쉽게 이완된다. 움직일 수 없을 정도로 통증이 심할 때는 허리를 따뜻하게 만들어

혈행을 원활하게 해야 근육이나 근막의 긴장도 쉽게 풀어지고 회복이 빨라진다. 앞서 소개한 요통의 경우 통증이 느껴진다고 허리를 차갑게 하면 오히려 근막이 더 굳어지는 역효과를 낳는다. 반대로 스포츠 등으로 몸을 격하게 움직였을 때는 몸을 차갑게 해야 땅김이 풀어진다. 판단 기준은 차갑게 했을 때와 따뜻하게 했을 때 어느 쪽이 더 허리 통증이 완화되는지 느껴 보는 것이다. 허리에 편안함이 느껴지는 쪽이 더 효과적이라고 생각하면 된다.

요통

대체로 요통은 엉덩이 근막의 교착을 이완시키면 증상이 개선된다.

허리 삐끗, 요추 추간판 탈출증, 좌골신경통, 허리 땅김, 뻐근함과 묵직함 등 여러 증상이 주로 엉덩이 근막의 교착 때문에 발생한다. 척추관 협착증이나 전위증에 관해서는 단언하기 어렵지만, 진단을 받았다고 해서 반드시 요통의 원인이 되는 것은 아니다.

아직 심각한 신경 증상이 나타나지 않았다면 우선 엉덩이 근막의 교착을 해소한 뒤 증상이 개선되는지 지켜보는 것도 좋은 방법이다.

지금부터는 근막의 상태를 증상별로 설명하도록 하겠다.

⊙ 허리 삐끗

　서양에서는 '마녀의 일격'이라고도 불린다. 갑자기 허리에 통증이 나타나기 시작해 움직일 수 없을 정도로 극심한 고통이 따르기도 한다. 주로 세수할 때 허리를 가볍게 굽히거나 재채기를 하는 등 사소한 자극이 계기가 되어 나타난다. 그래서 마녀의 일격이라는 이름이 붙은 것이다.

　몸을 움직이기 힘들 만큼 통증이 느껴지기 때문에 허리에 큰 이상이 있다고 생각하기 쉽지만 실제로 허리를 삐끗한 사람은 허리보다 중둔근이 더 솟아올라 팽팽하고 딱딱해져 있다. 또 천장관절이 어긋나거나 막힌다. 허리 치료에만 집중해서는 개선되기 어렵다.

⊙ 요추 추간판 탈출증

　요통으로 요추 추간판 탈출증이라 진단을 받은 환자의 80%가 사실은 탈출증 때문이 아니라고 말하는 정형외과 의사도 있다. 요통 환자가 아닌 사람의 허리를 촬영해 보니 30%에게서 탈출증이 확인되었다는 보고도 나왔다고 한다.

　실제로 필자의 치료원에서도 요추 추간판 탈출증으로 병원에서 수술을 권유받았던 환자가 엉덩이 근막의 교착을 해소한 뒤 요통이 말끔히 사라져 수술을 받지 않게 된 사례도 있다.

　만일 신경이 압박을 받아 나타나는 통증이라면 하루 종일 고통스럽다.

사실은 요추 추간판 탈출증이라 진단을 받아도 대개 엉덩이 근막의 교착을 해소하면 통증이 사라진다. 즉, 탈출증이 있어도 허리 통증을 유발하는 원인은 엉덩이 근막의 교착에 있다.

⦿ 좌골신경통

좌골신경통 진단을 받더라도 좌골신경에 원인이 있지 않고 주로 이상근 근막의 교착이 좌골신경을 압박하면서 발생하는 경우가 많다. 통증이나 저림을 느끼는 부위가 허벅지 뒤쪽의 좌골신경 라인이 아니라 허벅지 앞쪽이나 바깥쪽 라인 등 좌골신경만으로는 설명하기 어려운 사례도 많다. 좌골신경통도 엉덩이 근막의 교착을 해소하면 증상이 개선된다.

교착된 엉덩이 근막을 풀어주면 요통에서 벗어날 수 있다. '엉덩이 마사지'로 요통을 개선하고 요통이 생기지 않는 몸을 만들자.

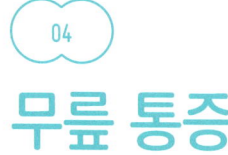

무릎 통증

무릎 통증은 주로 엉덩이 근막이 교착되면서 발생하는 네 가지 원인 때문에 나타난다.

❶ 근막의 장력이 이어져 있어 무릎 관절 주변이 당겨진다
❷ 근막의 장력이 불균형해져 무릎 관절이 틀어진다
❸ 골반과 고관절이 틀어지면서 무릎 관절에 부담을 준다
❹ 무릎 주변 근막이 교착되어 관절이 압박을 받는다

이 네 가지 중 원인이 무엇인가에 따라 무릎 통증의 증상이 달라진다.

엉덩이 근막은 무릎과 이어져 있다

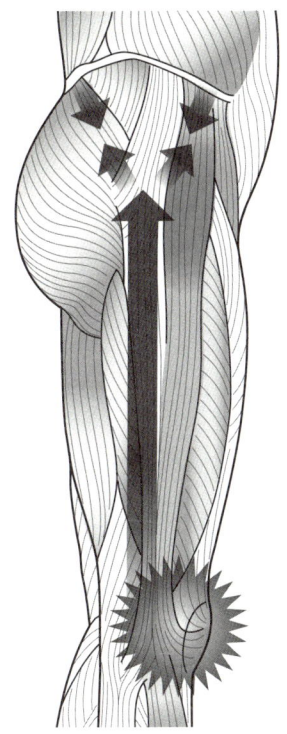

❶ 근막의 장력이 이어져 있어 무릎 관절 주변이 당겨진다

　엉덩이 근막의 교착이 무릎 아래까지 이어져 있는 근막을 당겨 무릎 관절 주변에 통증이 나타나고 움직이기 어려워진다. 이때 통증은 주로 무릎 바깥쪽 아래나 무릎뼈 위아래에서 나타난다. 특히 중둔근과 대퇴근막장근 근막이 교착되면 허벅지 바깥쪽의 장경인대를 지나 무릎 바깥쪽 아래가 세게 당겨지기도 한다.

그러면 허벅지 근육에 피로가 쌓이거나 무릎 관절 주변에 이어져 있는 근막이 당겨져 긴장감이 심해지고 체중을 싣거나 무릎을 접었다 펼 때 통증이 나타나게 된다.

❷~❹와 같이 눈에 띄게 다리가 틀어지는 증상은 나타나지 않는다. 이 경우 엉덩이 근막의 교착을 해소하면 긴장감이 완화되어 통증이 금세 사라진다.

❷ 근막의 장력이 불균형해져 무릎 관절이 틀어진다

원래 무릎 관절은 앞뒤로 접었다 폈다 하는 굴곡 신전 기능만 하도록 만들어졌다. 하지만 엉덩이 근막이 교착되면 이어져 있는 근막을 따라 정강이 바깥쪽을 당기면서 무릎이 틀어지고 무릎 관절에 부담이 가해진다. 그 결과 무릎 안쪽의 위아래가 당겨져 통증이 나타난다. 무릎은 발끝보다 더 쉽게 안쪽으로 틀어지는 경향이 있다.

통증이 무릎 안쪽에서 나타나기 때문에 환자가 고령자일 경우 대체로 나이가 들면서 생기는 증상이거나 반달 판막이 변형되었다거나 연골이 손상되었다는 진단을 받기 쉬우나, 실제 원인은 엉덩이 근막의 교착에 있다. 하지만 이러한 상태가 오랫동안 지속되면 실제로도 반달 판막이나 연골에 변형이 일어나므로 그렇게 되지 않도록 먼저 교착된 엉덩이 근막을 이완시키는 것이 좋다.

다리를 사용하는 방법은 습관화된 경우가 많은데 평소 걸을 때나 계단을 오르내릴 때라도 무릎을 발끝인 둘째 발가락과 같은 방향으로 구부리도

엉덩이 근막이 교착되면 무릎 관절이 틀어진다

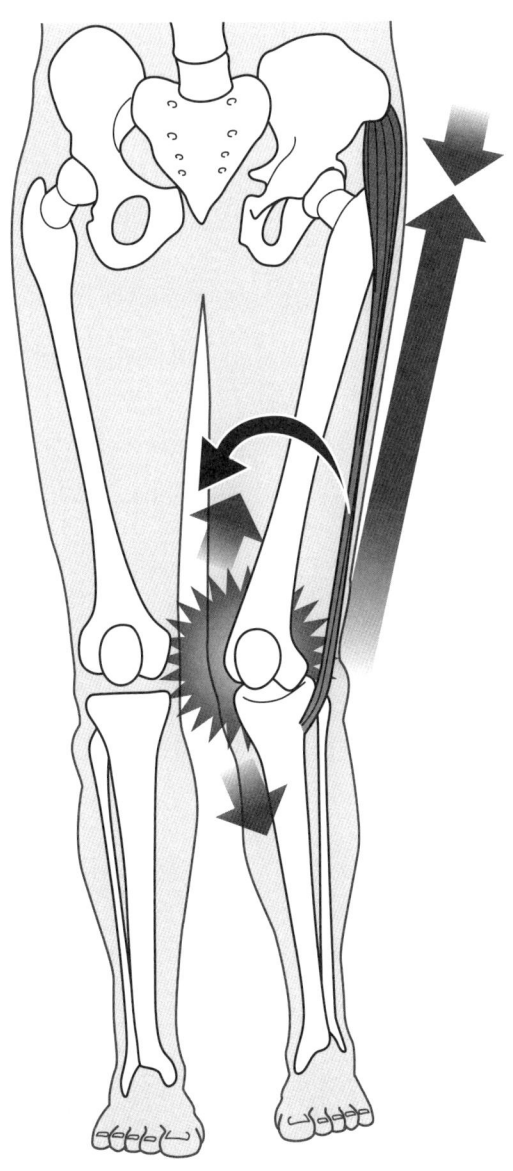

록 주의하자. 무릎의 부담이 줄어들어 몸도 효율적으로 움직이게 되고 나이가 들어서도 가뿐하게 걸을 수 있는 몸이 유지된다.

❸ 골반과 고관절이 틀어지면서 무릎 관절에 부담을 준다

고관절이 틀어지면 다리의 길이가 달라진다. 그러면 한쪽 다리에 더 많은 부담이 가해지는데, 짧아진 다리에 체중이 실리거나 반대로 긴 다리가 걸려 부담이 심해지기도 한다. 그 결과 무릎을 굽혔다 폈다 하기 힘들고 뻑뻑한 통증이 느껴진다.

이러한 상태가 오래 지속되면 무릎 관절에 부담을 주어 반달 판막이나 연골에 변형이나 손상을 일으킨다. 정도에 따라 다르겠지만, 연골이 손상되거나 반달 판막이 변형되어도 엉덩이 근막의 교착을 해소하면 통증이 완화되고 움직임도 개선된다.

그러나 근본적으로 판달 판막이나 연골을 원래대로 되돌릴 수는 없다. 심각해지기 전에 엉덩이 근막의 교착을 해소하여 골반과 고관절의 변형을 바로잡고 두 다리로 체중을 균형 있게 지지하는 것이 중요하다.

❹ 무릎 주변 근막이 교착되어 관절이 압박을 받는다

고령자의 경우 무릎 주변의 근막 전체가 교착되어 무릎 관절이 압축된 채 굳어지는 경향이 있다. 정확한 이유는 알 수 없지만, 나이가 들면서 근막의 교착이 심해진다.

❹는 엉덩이 근막의 교착이 ❶ 무릎 관절 주변을 당겨 ❷ 무릎 관절이 틀어지고 ❸ 골반과 고관절이 틀어져 무릎에 부담을 주는 세 가지 상태가

무릎 주변의 근막 전체가 교착되어 관절이 굳어진다

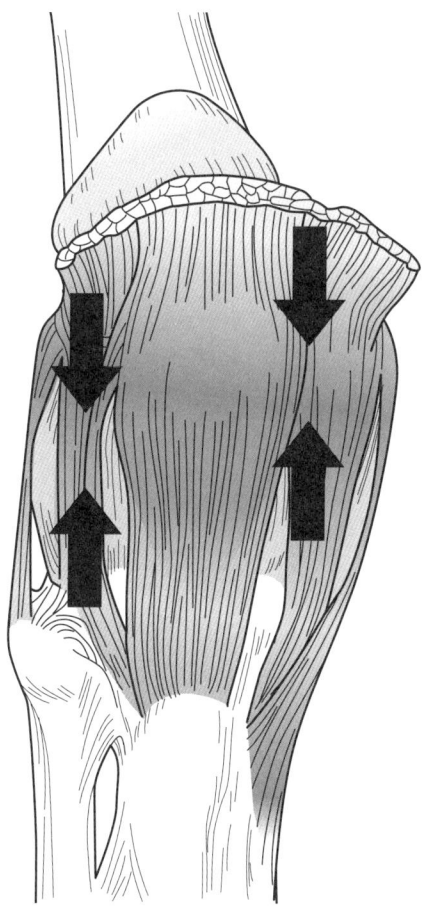

복합적으로 발생한 다음에 일어난다.

　무릎 관절의 안쪽 근막이 교착되므로 무릎이 살짝 구부러진 상태에서 굳어져 주로 무릎 안쪽 가운데나 뒤쪽에서 통증이 나타난다. 그러면 반달판막이나 연골이 변형되기 시작하므로 주의가 필요하다. 증상이 진행되어 무릎이 변형되면 다리 모양이 확연히 O자형이 되고 무릎 주변의 근막은 딱딱하게 굳어져 부어오른다.

　무릎은 구부릴 수 없게 되며 낮은 계단을 오르내리기만 해도 통증이 발생한다. 근막이 굳어있으면 순환이 나빠져 물이 고이기도 한다.

　근막의 교착을 해소하면 물도 흐르고 부종이 가라앉는다. 완전히 변형되면 완치하기는 어렵지만, 엉덩이 근막의 교착을 해소하면 하늘을 보고 누워 다리를 오므려도 주먹 하나 너비만큼 벌어지던 두 무릎이 손가락 하나 너비까지 오므려지는 등 움직임이나 통증도 개선된다.

　지금까지 엉덩이 근막의 교착으로 무릎 통증이 어떻게 발생하는지 여러 유형을 살펴보았다.

　이제 무릎 통증이나 질환을 치료하려면 반드시 엉덩이 근막의 교착을 해소해야 하는 이유를 확실히 알게 되었을 것이다. 무릎 통증의 원인은 반드시 무릎에 있지 않고 대부분 엉덩이 근막의 교착 때문에 나타난다.

　무릎 통증을 개선하거나 예방하기 위해서라도 엉덩이를 마사지하는 습관을 들이는 것이 좋다.

05
냉증, 부종

꽉 끼는 부츠를 신고 치료원을 방문한 환자가 치료를 마치고 돌아갈 때면 깜짝 놀란 표정으로 이렇게 말한다.

"말도 안 돼, 발이 쑥 들어가다니!"

시술할 때 다리는 만지지 않고 엉덩이 근막의 교착을 해소하기만 했을 뿐인데도 다리가 가뿐해지는 것이다.

꾸준히 시술을 받는 어느 환자는 또 이렇게 말한다.

"그러고 보니 발의 냉증이 사라졌어요."

냉증, 부종은 엉덩이 근막이 교착되어 다리 전체의 근육, 근막이 굳어지고 혈액이나 림프액의 흐름이 막히면서 발생한다. 혈관이나 림프관도 근막에 둘러싸여 있다. 근막이 굳어지면 비틀어진 호스에서 물이 원활하게 흐르지 못하듯 혈액이나 림프액의 흐름이 막힌다. 근막을 원래대로 부드럽게 풀어주면 새 호스에서 물이 시원하게 흐르듯 혈액이나 림프액의 흐름도 원활해진다.

　상체를 일으켜 활동하는 인간은 발에 흐르는 혈액을 중력과 반대 방향인 심장으로 돌려보내야 한다. 심장 펌프의 압력은 끝으로 보내기만 할 뿐 끝에서 심장으로 향하는 길인 정맥에는 수축력이 없다. 혈액을 심장으로 돌려보내려면 나란히 활동하고 있는 동맥의 박동이나 근육을 수축시켜 정맥에 압력을 가해야 한다. 따라서 발에서 상체로 혈액을 돌려보내려면 종아리를 움직여서 수축시켜 정맥에 압력을 가해야 하는데, 종아리가 '제2의 심장'이라 불리는 이유가 바로 여기에 있다.

　하지만 근막이 굳어지고 근육의 활동이 저하되면 정맥이나 림프관의 흐름도 쉽게 막혀버린다. 순환이 정체되면 냉증이나 부종이 발생한다.

　가장 먼저 엉덩이 근막의 교착을 개선해야 한다. 무엇보다 걷는 동작인 워킹은 종아리 근육을 활발히 움직여 혈액과 림프액을 순환시키는 데 효과적이다.

　엉덩이 마사지와 워킹으로 예쁜 엉덩이와 다리 만들기에 도전해 보자.

06
생리통, 생리불순, 남성과 여성의 불임증

　골반은 새로운 생명이 태어나는 성스러운 기관이다. 이러한 골반을 지지하고 있는 것이 엉덩이 근막이다.

　지금까지 임신 중에 요통이나 어깨 결림으로 고생하던 많은 임산부가 시술을 받고 통증이 완화되었다. 임산부의 경우 시술 효과를 쉽게 알 수 있는데 바로 배의 땅김 때문이다. 엉덩이 근막 시술로 배의 땅김이 풀어져 부드러워지면 아기도 움직이기 편한 듯 배 속에서 꼬물거린다.

　임신 중이었던 아내의 배에 뭉치고 처지는 증상이 나타났을 때도 엉덩이 근막을 이완시켜 증상을 해소한 적이 있다.

　여러 사례로 비추어 볼 때 엉덩이 근막을 이완시키면 자궁의 긴장도 풀어진다고 추측할 수 있다. 물론 몸에 이상이 느껴질 때는 담당 의사가 있는 산부인과에 내원해야 한다.

근막의 교착을 해소하면 혈류가 원활해진다.

혈류가 원활해지면 몸이 따뜻해진다. 자세한 구조는 밝혀지지 않았지만, 혈류가 개선되면 여러 내장 기능이 원활해지거나 호르몬 균형이 바로잡힌다고 한다.

실제로 생리통도 완화된다. 근막 외의 다른 요인도 해결해야 하지만 생리 주기가 일정하지 않은 사람도 원래의 주기로 돌아온다.

불임 치료에서는 부부의 체질 개선이 중요하다. 엉덩이 근막의 교착을 해소하면 남성의 정자 수나 활력에도 변화가 나타난다고 한다.

이러한 효과를 증명하려면 정확한 데이터가 뒷받침되어야 하지만, 어떤 문제든 교착된 엉덩이 근막을 해소해 몸의 균형을 바로잡아 두면 문제를 해결하는 데 큰 도움이 된다.

07

어깨 결림, 편두통, 위장 기능 저하

    이러한 증상은 혈액과 림프액의 흐름, 내장 등의 기능을 직접적으로 저하시키는 근막의 교착을 해소해야 한다. 엉덩이 근막의 교착이 해소되지 않으면 중력의 영향을 받아 균형이 깨진 몸을 지지하는 부담이 가중되어 근막의 교착이 다시 발생한다. 엉덩이 근막의 교착은 몸 여기저기에 영향을 미친다. 따라서 엉덩이 근막의 교착을 해소해야 증상이 더 쉽게 개선된다.

⊙ 어깨 결림

어깨 결림은 목과 머리를 지지하는 부담이 심해져 몸이 전후좌우로 기울면서 발생하는 증상이다. 많이 치우칠수록 어깨 결림 증상도 심해진다. 어깨 결림을 해소하려면 먼저 어깨 근막의 교착을 해소해야 한다.

만일 엉덩이 근막의 교착을 해소하지 않아 골반이 기울어진 상태가 지속되면 어깨 결림 증상이 다시 나타난다. 어깨 치료에만 집중하지 말고 엉덩이와 함께 치료해야 어깨 결림이 완화된다.

⊙ 사십견과 오십견

먼저 사십견과 오십견은 통증이 나타나는 부위에 근본적인 원인이 없다는 사실을 알아야 한다. 실제로 아픈 부위를 시술하여 통증이 사라지면 다른 부위에서 통증이 나타나게 된다. 통증을 느끼는 부위가 손상되었거나 염증이 발생한 것이 아니기 때문이다.

손상이나 염증이 원인이 되어 나타나는 통증은 시술 도중에 다른 부위로 옮겨가지 않는다. 근본적인 원인은 대개 목 뒷부분의 어깨 교착이다. 먼저 엉덩이 근막의 교착을 해소하면 어깨의 교착도 수월하게 풀리므로 통증이 쉽게 재발하지 못한다.

⊙ 편두통

　원인을 알 수 없는 편두통은 대부분 목뼈인 경추가 어긋나거나 목과 어깨 결림 때문에 발생한다. 근막의 교착을 직접적으로 해소하면 두통이 사라지게 된다. 전신의 토대인 골반이 기울어지면 목도 틀어지기 쉽다. 이때도 엉덩이 근막의 교착을 먼저 해소해야 한다. 실제로 중둔근 근막의 교착을 해소하니 측두부의 편두통이 사라진 사례도 있다. 이처럼 근막은 엉덩이에서 머리까지 이어져 있으므로 엉덩이 근막의 교착이 머리를 둘러싸고 있는 근막을 긴장시킨다.

⊙ 위장 기능 저하

　위장의 통증이나 땅김, 변비나 설사 등, 위장의 상태가 좋지 않아 약을 먹어도 좀처럼 나아지지 않던 증상이 엉덩이 근막의 교착을 해소하자 완화되는 사례를 자주 접한다. 호전되기 어렵다고 하는 궤양성대장염 환자가 엉덩이 근막을 이완시킨 뒤 염증이 완화된 사례도 있다.

　이처럼 병원에서 원인불명이라 판단하는 증상의 원인이 근막에 숨어 있을 가능성이 있다. 비틀어진 호스처럼 근막의 교착이 혈류를 가로막아 내장의 활동을 저하시킨다. 엉덩이 근막뿐 아니라 허리나 등 근막의 교착을 해소하면 위장 활동이 개선되고 기능이 원활해진다.

의외의 효과 ❶
스포츠 퍼포먼스가 향상된다

근막의 교착을 해소하면 스포츠 퍼포먼스가 향상된다.

반대로 몸을 혹사하면 근막의 교착이 심해진다. 이를테면 발레 댄서의 유연한 몸도 중둔근 근막이 굳어질 때가 있다. 댄스로 중둔근이 매우 혹사당하기 때문이다. 근막의 교착을 해소하면 다리가 더 들어 올려지고 틀어짐이 바로잡혀 중심축이 안정된다. 근막의 장력이 회복되고 몸의 탄력성을 되찾아 움직임이 가뿐해진다.

중둔근이 굳어있는 상태에서 달리면 교착된 중둔근이 고관절의 브레이크가 되어 움직임을 제어한다. 마치 브레이크를 밟으면서 액셀을 밟는 것과 같다. 근막의 교착이라는 브레이크가 풀어지면 액셀을 살짝만 밟아도 부드럽게 가속도가 붙듯 우리 몸을 원활하게 움직일 수 있게 된다.

의외의 효과 ❷

정신건강을 돕는다

09

 마음과 몸이 이어져 있다는 사실을 느껴 본 경험은 누구에게나 있을 것이다. 중요한 발표를 앞두고 긴장하면 목과 어깨가 뭉치거나 얼굴이 굳어지고 목소리가 떨리기도 한다. 골프 샷을 할 때 공을 더 멀리 날리고 싶어도 전혀 생각지도 못한 방향으로 날아가기도 한다.

 스트레스가 쌓여 있을 때는 위장의 상태가 나빠지기도 하고, 휴일에 집에서 편하게 쉴 때는 몸에 힘이 풀려 움직이고 싶어도 움직이지 못하기도 한다.

 마음 상태가 몸에 나타나는 것이다.

 마음이 몸의 자세를 만들기도 한다.

 기분이 울적할 때는 어깨를 축 늘어뜨리고 고개를 숙인다. 화가 날 때는 어깨가 올라가고 고개가 앞으로 나오면서 당장에라도 공격할 듯한 자세를 취한다. 겁에 질렸을 때는 어깨를 움츠리고 몸을 지키려는 듯 등을 둥글게 만다.

만약 이러한 자세가 오랜 시간 유지되면 그 자세에서 근막이 굳어버리기도 한다.

그러면 마음이 자세를 만드는 것이 아니라 자세가 마음의 상태를 만들게 된다. 그다지 화가 날만 한 일이 있지도 않았는데 이유 없이 자주 화를 내거나, 특별히 기분이 가라앉을 만한 일이 있지도 않았는데 기분이 울적해지는 등 마음에 변화가 생길만한 일은 일어나지도 않았는데 자세가 마음 상태를 만드는 것이다.

이유 없이 화를 내는 사람은 등의 견갑골 안쪽이나 목 뒷부분의 근막이 교착되어 있다.

반대로 항상 등을 둥글게 말고 땅을 쳐다보는 자세를 취하면 이유도 없이 금세 기분이 울적해진다.

오랜 시간 컴퓨터를 사용해서 양어깨가 솟아오르고 목이 앞으로 돌출된 자세로 굳어지면 쉽게 짜증을 내게 된다.

출퇴근 지하철 안에서 짜증스러운 표정을 짓고 있는 사람을 유심히 관찰하면 어깨 근막이 교착된 자세로 굳어진 경우가 많다.

⊙ 근육 갑옷을 벗자

정신분석가인 빌헬름 라이히는 과거의 억압된 욕망이나 감정이 근육의 긴장되고 딱딱한 상태로 나타난다고 생각했다. 이것을 '근육 갑옷'이라 한다. 실제로 필자도 많은 환자의 몸을 시술하면서 욕망을 억누르는 마음 상태, 갈등, 억압된 감정 때문에 몸이 굳어진다고 느낀 적이 있다.

드물지만 오랜 시간 유지해 왔던 근막의 교착이 해소된 순간 눈물을 흘리는 환자도 있다. 또 과거의 특정한 사건으로 생겨난 감정이 근막의 교착과 함께 기억된다고 느껴지는 사례도 있다. 교착된 근막을 시술할 때 연관된 과거의 기억이 떠올라 이야기를 풀어내는 환자도 있기 때문이다. 의아하게 여길 수도 있지만, 어쩌면 근막의 교착은 우리 몸에 특정한 기억을 떠올리는 힌트로 남겨진 것일지도 모른다.

근막으로 만들어진 자세가 마음의 상태나 감정을 만들어낸다. 이때 근막의 교착을 이완시켜 자세를 바로잡으면 마음이 자유로워지고 균형 잡힌 상태가 된다.

굳었던 얼굴이 풀어지고 표정이 편안해지는 것을 알 수 있다.

반면에 아무리 근막의 교착을 해소하여 몸의 균형을 바로잡아도 마음 상태가 달라지지 않는다면 근막이 다시 교착될 수 있다.

시술을 받은 후 허리 근막의 교착이 해소되어 통증이 사라지고 가뿐해진 몸으로 돌아갔다가 일주일이 지나면 다시 똑같은 상태가 되는 직장인 환자가 있었다. 장기 휴가로 잠시 일을 쉬게 되자마자 허리 통증이 씻은 듯이 사라졌다가 불만 가득하던 일을 다시 시작하면서 원래 상태로 돌아왔다.

이런 경우라도 대부분 근막의 교착을 해소해 몸을 바로잡으면 마음에도 여유가 생기고 증상이 완화되지만, 어느 정도 시간이 필요하다.

무엇보다 근본적인 마음가짐을 바꾸는 것이 중요하다. 마음과 근막은 이어져 있기 때문이다.

셜록 홈스도 근막에 대해 알고 있었다?

역이나 거리에서 가방을 들고 있는 사람들을 유심히 보면 어떤 가방을 어떻게 들고 있느냐에 따라 몸의 틀어짐이 결정된다는 사실을 알 수 있다.

핸드백을 손으로 들 때 어느 손으로 드는지, 팔에 걸 때는 어느 팔에 거는지, 숄더백을 어깨에 멜 때는 어느 쪽에 메는지, 크로스로 멜 때는 어느 쪽으로 메는지, 트렁크를 끌 때는 어느 손으로 끄는지, 백팩을 주로 메는지 등 가방을 드는 평소 습관이나 주로 사용하는 가방의 종류에 따라 몸의 형태가 달라진다. 가방뿐 아니라 매일 앉아서 일하는 자세, 스마트폰을 사용하는 자세, 집에서 누워 쉬는 자세 등 일상생활에서 몸을 어떻게 쓰느냐에 따라 몸의 상태가 달라진다.

스마트폰을 들고 있는 손의 피로가 누적되면서 근막이 교착되어 문제를 일으키기도 한다.

바꿔 말하면 몸의 상태를 보면 그 사람의 일상생활이 보인다.

치료원을 찾아온 환자의 몸을 보고,
"매일 소파에서 오른팔로 머리를 받치고 누워 있지 않으세요?"
"혹시 TV 볼 때 항상 왼쪽으로 보시나요?"
"일할 때 항상 왼쪽을 보면서 컴퓨터 작업하시죠?" 하고 물으면 모두 깜짝 놀라 어떻게 알았는지 궁금해한다.

몸을 보면 바로 알 수 있으니 항상 지켜보고 있는 셈이다.

근막 컨디셔닝 체험 후기 ④

30년간 시달리던
어깨 결림이 사라졌다

야마시타 치즈(가명, 50대)

30년간 어깨 결림에 시달리며 살아왔습니다. 치료원에 다니게 된 지는 2년이 넘었고요. 이곳에 오기 전에도 다른 치료원을 5, 6곳 정도 다녔습니다.

어디에서든 치료를 받고 나서 잠깐은 괜찮아졌다가 금세 다시 어깨가 뭉치기 일쑤였습니다. 그냥 이렇게 살아야 하나 포기하고 싶을 정도였지요.

그러던 중 우연히 TV에서 근막에 대해 알게 되었습니다. 어깨 결림은 밀푀유 층처럼 겹겹이 쌓여 있는 근막이 엉겨 붙어 나타난다는 말을 듣고 곧바로 인터넷에서 근막을 검색해 이곳을 찾았습니다.

그때까지 받았던 마사지와는 효과가 완전히 다르다는 것을 실감했습니다. 제 어깨 결림은 할머니와 엄마도 똑같이 앓던 유전적인 통증이라고 생각할 정도였는데 지금은 어깨 결림을 완전히 잊어버리고 삽니다.

회사에서도 가까워 2주에 한 번씩 몸 관리를 위해 다니고 있습니다. 지금도 아프긴 하지만 처음 마사지를 받았을 때는 정말 너무 아팠습니다.

계속 앉아서 컴퓨터 작업을 하고, 골프도 치기 때문에 몸 관리가 꼭 필요했습니다. 지금까지는 골프를 치고 나면 몸의 균형이 깨져 목과 어깨가 자주 뭉쳤는데 마사지를 받고 나서는 증상이 거의 사라졌습니다.

엉덩이 마사지를 받은 후에는 다리를 굽혔다 폈다 하는 것도 훨씬 편해졌고요. 골프 샷을 할 때도 이전보다 공을 더 일직선으로 칠 수 있게 되었습니다.

마치는 글

근막을 바로잡으면
삶의 질이 높아진다

어떠한가? 몸의 여러 통증이나 문제의 원인이 숨어 있으리라고는 꿈에도 생각하지 못했던 부위, 엉덩이.

엉덩이가 온몸에 이렇게나 많은 영향을 미치고 있었던 것이다.

신체 부위 중에 우리가 평소에 자주 의식하는 부위는 잘 굳어지지 않는 경향이 있다고 한다. 반대로 별로 의식하지 않는 부위는 굳어지기 쉽다고 한다. 통증과 같은 증상이 나타나는 부위는 대개 평소에 잘 의식하지 않아 컨트롤하기 힘든 부위다. 통증이 나타나고 나서야 의식하게 된다. 어쩌면 통증은 몸을 더 의식하며 컨트롤해야 한다는 사실을 알려주는 신호일지도 모른다.

우리 몸 가운데서도 특히 감각이 둔한 부위인 엉덩이를 의식하는 것은 온몸을 컨트롤하는 능력을 키우는 비결이다.

몸뿐 아니라 지금까지 알지 못했던 사실을 깨닫는 것은 큰 변화를 얻는 기회이기도 하다. 깨달으면 변화할 수 있다.

이번에 필자가 책을 쓰게 된 이유는 많은 사람에게 이제껏 잘 모르고 살아왔던 중요한 사실을 알리고 싶었기 때문이다.

분명히 나아질 수 있는데 근막의 존재를 잘 알지 못해 통증이나 문제를 계속해서 안고 살아가는 사람들을 보며 큰 안타까움을 느꼈던 적이 있다. 이해하기 어려운 근막의 개념을 알기 쉽게 설명해서 조금이라도 더 많은 사람이 저마다 겪고 있는 통증이나 문제를 개선하는 데 도움이 되기를 바라는 마음이다. 지금까지 모르고 지나쳤던 근막의 역할을 깨닫기만 해도 몸의 통증이나 문제로 걱정하던 마음이 한결 가벼워질 것이다.

엉덩이를 마사지하는 습관을 들이기만 해도 통증이나 문제가 개선된다. 또 원래 갖고 있던 몸의 능력을 끌어내는 계기가 될 수도 있다.

분명히 나아질 수 있는 통증이나 문제를 안고 긴 인생을 살아간다는 것은 대단히 안타까운 일이다. 한의학의 '미병(未病) 치료'라는 말처럼 질병에 걸리기 전에 치료하고 하루하루 컨디션을 바로잡는 것이 중요하다.

근막을 개선하고 인간의 몸이 가진 '구조'를 회복하면 '기능'도 원활해진다. 근막을 바로잡으면 삶의 질이 높아진다. 하루하루 상쾌해지는 몸은 여러분의 삶의 질을 훨씬 높여줄 것이다.

   마지막까지 이 책을 읽어주신 독자 여러분께 감사를 전하고 싶다.
   또 이 자리를 빌려 30년 이상 수련한 근막 마사지 기술을 지금도 아낌없이 지도해 주시는 이소자키 후미오 선생님께 깊은 감사를 드린다. 이 책이 출간될 수 있도록 도와주신 많은 관계자 여러분과 치료원을 믿고 찾아주시는 환자분들께도 진심으로 감사 인사를 드린다. 끝으로 항상 미소로 맞아주는 가족에게 고마움을 전한다.